1年減14公斤的內臟脂肪燃脂飲食法

用蛋白質脂質飲食重啟燃脂機制，打造怎麼吃都瘦的好體質

1年で14キロ痩せた医師が教える医学的に
内臓脂肪を落とす方法

水野雅登——著
蔡麗蓉——譯

前言

讓內臟脂肪「不會增加」同時還能「熊熊燃燒」！

２０２０年，發生了驚天動地的大事件。

就是新冠病毒（ＣＯＶＩＤ－１９）全球大流行。

於是在日本政府長期呼籲「自肅」之下，造成民眾運動量大幅減少，而且因為防疫待在家的壓力導致暴飲暴食，體重嚴重爆增的例子與日俱增。

即所謂的「新冠肥」、「防疫胖」。

實際經由健康檢查的診斷後發現，**多數人都會體重上升，腰圍變粗，膽固醇增加，尿酸值升高……所有的健康數值紛紛惡化**。

但在另一方面，原本就身材纖瘦的人，有些反而食欲不振，出現「新冠瘦」的情形。

也就是說，胖的人變更胖，瘦的人變更瘦了。

健檢後證實變胖的人，雖然嘴巴上說「準備再來做久違的運動……」，但是果真就能這樣瘦下來嗎？

大家通常認為，「以前的運動量」+「以前的飲食」=「以前的體重」，事實上真的就會變回以前的體重嗎？很遺憾的是，絕大多數的人都是「胖了之後就瘦不下來了」。

大家的體質已經改變了。所以我必須告訴大家，單靠「以前的運動量」，根本瘦不下來。

我要向大家自白……

雖然我說了這麼多，其實有件事要向大家坦承不諱。

現在我能像這樣提筆寫作、監修書籍，偶而上節目演出分享健康資訊，但是這樣的我在約莫6年前曾經「復胖」過，是個名符其實的胖子，而且還患有脂肪肝。每次我在一般門診時向患者們提醒：「你該減重了」，結果大家總是會回我說：「醫生您也是！」

而且不只有脂肪肝，身體還引發了逆流性食道炎以及睡眠呼吸中止症。逆流性食道炎的期間每天都得服用強力抑制胃酸的藥物，而睡眠呼吸中止症甚至需要周遭的人時時留意，有時候在睡眠中還會因為不能呼吸而造成睡眠中斷。

當然我自己也有在體重逐漸增加時，試圖適度改善自己的健康。而且醫生眼中的「適度」，通常比一般人的標準更加嚴格。

當時我也試過用最夯的減肥方式，也就是控制卡路里來減重，結果卻因為復胖而變得更重。身為一名每天都在指導患者的醫生，卻是如此狼狽不堪。

後來在某個因緣下，

讓我一年成功減重14kg，而且連脂肪肝也改善了。

雖然那時候外出還是有諸多防疫限制，不過我變得相當樂觀積極，不但參與了電視及廣播的節目演出，還像這樣執筆、監修書籍，而且不只在東京都內，更遠赴神戶、金澤、京都演講，能夠精力充沛地活躍於工作。甚至連逆流性食道炎的藥物都不用吃了，而且睡眠中呼吸停止的情形至今已經完全消失，就算行人號誌燈變化時加快腳步，也不再上氣不接下氣。

因為我透過接下來要介紹給大家的「內臟脂肪消除法」，讓我的身體開始戲劇化地爆速減去內臟脂肪。否則按照過去最夯的減肥方式控制卡路里，我根本無法讓轉眼間直線上升的體重停下腳步。

本書將為大家解開這些減肥法的癥結點，教大家真正減去內臟脂肪的正確方法。

你的內臟脂肪為什麼會增加？

體脂肪不斷增加，總是減不下來，這當中「最主要的原因」是什麼呢？

當然方才提到的運動不足，還有遺傳的問題並非完全不會造成影響，確實會受到這方面的影響，不過這些卻不是「最主要的原因」。

內臟脂肪會增加最主要的原因，其實是「飲食」。

每天理所當然的日常飲食，正是體脂肪增加、體重減不下來的原因。剛剛提過，已經有許多人一直很關心如何避免肥胖。我認為解決肥胖問題的首要之務，當然就是每天的飲食。

但是其實正如前文所述，日本整體的肥胖人口一直在增加當中。也就是說，過去一直理所當然用來避免肥胖的方法，其實防止肥胖的效果並不理想，這可是個非常殘酷的事實。

該如何「飲食」，才能停止脂肪繼續增加，減少消除不了的體脂肪、讓身體變健康呢？更進一步來說，如何攝取營養才能與疾病此生無緣呢？

本書將帶領大家實現這些目標，而且除了基本知識之外，還會針對下述幾點深入介紹：

內臟脂肪增加時的身體反應

內臟脂肪順利燃燒時的身體反應

因為「單純飲食減量」、「單靠不吃○○東西」、「只吃○○食物」，並無法消除內臟脂肪，使內臟脂肪減少。許多手上持有本書的讀者們，應該都已經留意到這點了。

大家的體內會囤積許多內臟脂肪，都是因為不知不覺間，一直在引發「內臟脂肪

增加時的身體反應」。

而且內臟脂肪減不掉，就是「內臟脂肪燃燒時的身體反應」完全沒有發生的**關係**。

第一步，必須先了解這兩個反應會引起怎樣的機制。

另外，還會為大家介紹怎麼做才不會使內臟脂肪繼續增加，教大家如何讓內臟脂肪從今以後可以順利燃燒並減少。

本書要教給大家的飲食法，並非僅能發揮「減去內臟脂肪」的效果，其實減去內臟脂肪只是當中的一個過程，是中途為了讓「健康狀態變好」的小目標。

參考本書說明的方法進行之後，不但能減去內臟脂肪，同時還能改善糖尿病及高血壓。

按照以往的治療方式，無論是高血壓或是糖尿病，都必須一輩子持續服藥。尤其是糖尿病，通常開始注射胰島素之後終生就停不下來了，而且絕大多數的人施打的劑量及次數都會逐漸增加。

但是照著本書說明的方法做了之後，真的有好幾個人都不再需要服藥，還有人揮

別自我注射胰島素的生活。甚至有好幾個人，不用再到醫院複診，而且一年只須做1次健康檢查即可。按照以往的治療方式，根本無法想像會有這種效果。關於這部分的詳細解說，也都有記錄在拙著《如何不吃藥降血糖》（Achievement Co., Ltd. 出版）裡。

當然我這些患者們，在生活習慣病改善之後，也順便減去了內臟脂肪。所以內臟脂肪是身體健康好轉後，自然而然地「順勢」減少了。

說到這裡，也許有些人「一直以來都遵照醫生推薦的飲食方式卻不見其效」，而對過去日本政府以及醫生提出的「健康飲食指南」及「傳統治療方式」，感到不信任或是充滿憤怒。

但是醫生無法24小時、365天隨侍左右，只能這樣為大家提供協助。想要找回健康、改善健康，你自己才是「主角」。正因為如此，唯獨你自己，具備改變這些情況的力量。若要坐享其成，一切都不可能改變。

現在這個社會各種網站及社群媒體十分發達，如今大家已經習慣從這些地方蒐集有益資訊身體力行，形成「自己的健康自己守護」的趨勢。

話雖如此，網路上的資訊，其實玉石混淆……更別說多數都是「無用之石」。

因此為了成為大家的「有用之玉」，我將過去與患者們一同小心求證，確認能有效減去內臟脂肪的飲食法，通通記載於本書當中。

現在正是你為自己作主，找回自己健康的時刻。請以本書作為行動指南，從今天開始身體力行吧！

本書將依照下述兩大方法
減去身上的內臟脂肪！

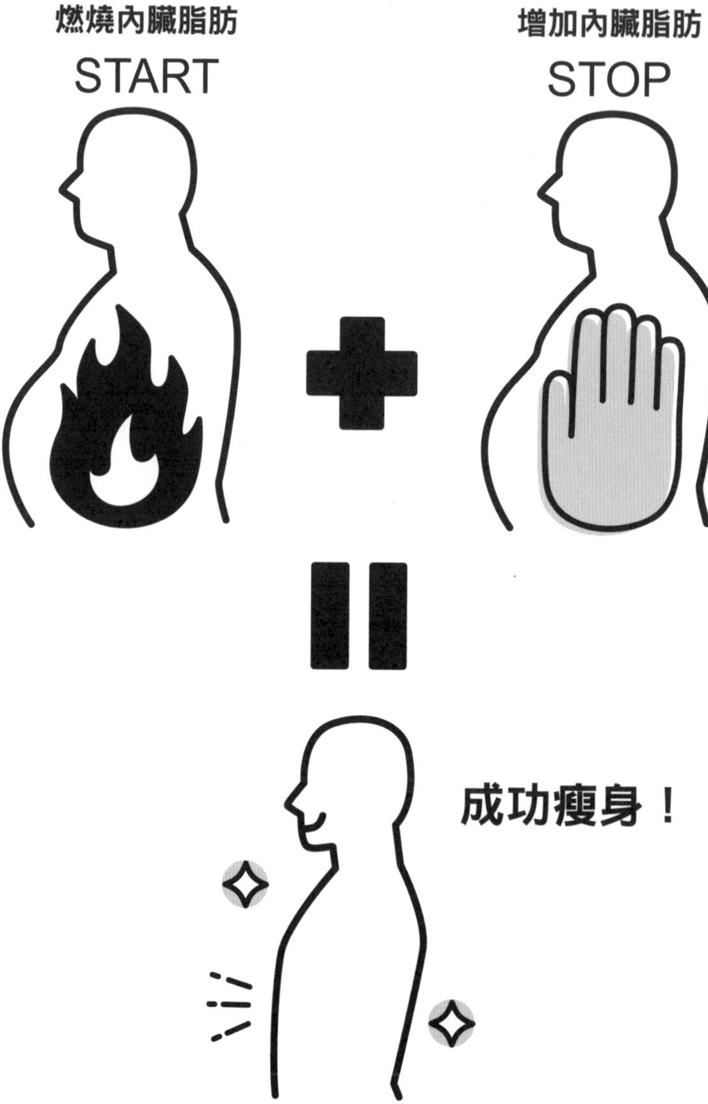

目錄

第1章 使內臟脂肪增加的真兇實犯

第2章

無人知曉的3種脂肪

脂肪為何囤積與如何消除依種類而異!?

第3章

避免內臟脂肪增加的方法

消除「內臟脂肪增加時的身體反應」

第4章

為什麼會變成「內臟脂肪不會燃燒的體質」

啟動脂肪燃燒循環過程的營養素有哪些？

第5章 造成內臟脂肪增加的不良飲食習慣

「理所當然」、「營養均衡」的觀念很危險!?

第6章

受限於卡路里迷思是瘦不下來的

捨棄落伍指標轉移焦點到「PFC量」上！

第7章

內臟脂肪不會減少的運動、內臟脂肪會減少的運動

第8章

可以消除＆減去內臟脂肪的「蛋白質脂質飲食」

成功減重14kg又能吃得飽的最強飲食法

第9章

消除內臟脂肪的實用觀念

觀念改變，行為也會改變

第10章

避免內臟脂肪增加的防疫對策

提高免疫力同時還能除去脂肪！

第1章

使內臟脂肪增加的真兇實犯

哪些「身體反應」會使內臟脂肪增加？

肥胖是全日本乃至全世界的問題

說到肥胖，目前日本整體的狀況是如何呢？首先我想從這個問題來一探究竟。

依據日本厚生勞動省「國民健康暨營養調查（２０１９年）」的報告顯示，20歲以上肥胖人口的比例，男性為33％，女性為22．3％。

近來20～30歲中度肥胖人口（ＢＭＩ３０以上）有與日俱增的現象，一直被視為一大問題，而且據說連兒童也有肥胖以及代謝症狀群持續增加的傾向。

肥胖在世界各地都造成嚴重問題，媒體指出全世界未成年的肥胖人口竟超過

１億２４００萬人。

（資料來源：BBC新聞 https://www.bbc.com/japanese/41577945）

與體脂肪有關係的糖尿病，不只是個人的問題，現在更已經形成社會問題。「高度懷疑罹患糖尿病的患者」，在２０１６年推估已經突破１０００萬人。

根據日本透析醫學會於２０１９年公布的調查結果，慢性透析患者的原發病因中，比例最多的就是糖尿病，據說人數已逾13萬人。

糖尿病不但在透析治療原因中排名第一，也是造成失明排名第三的原因。此外，有人還開始認為糖尿病與失智症及癌症等疾病脫不了干係。

這些情形除了會影響你以及你身邊的人之外，還會影響到全日本，甚至已經成為全世界的一大問題。

為什麼會成為一大問題？

相信大家以及大家身邊的人，絕大多數都會用自己的一套方式，「提醒自己」不能讓身體囤積過多脂肪。就算偶而會放縱一下，不過大致上都是採取一般的飲食方式。儘管如此，內臟脂肪卻還是一直在增加，究竟是為什麼呢？

也許有些人會心想，「難道是近來有些缺乏運動了？」但是缺乏運動雖然會造成影響，卻不是最主要的原因。

又或許有些人會覺得，「因為家人還有親戚都是胖胖的，說不定是遺傳，難免會這樣」，確實有人會因為遺傳的關係，因而「超級容易發胖」。最近針對「肥胖基因」，已經提出了許許多多的研究論點。

肥胖基因是與能量代謝有關的基因，目前已經發現超過50種的相關基因，其中最有名的肥胖基因，與一興奮就會分泌出來的「腎上腺素」等賀爾蒙有所關聯。由於這些基因類型的差異，造成有些人代謝差而容易變胖。

另一方面，一般來說肥胖的原因「遺傳占3成，環境占7成」。也就是說，**當一個人沒有特殊的基因異常時，肥胖多半都是環境造成的。如果各位以及身邊的人都是胖子的話，很有可能是受到遺傳以外的影響。也就是說，很有可能獲得改善。**

肥胖基因會受到環境很大影響——

總而言之，內臟脂肪會增加，可說大部分都是因為環境的關係。意思就是說，你在不知不覺間選擇的環境，很有可能引發「使內臟脂肪增加的身體反應」，形成「內臟脂肪無法燃燒的身體反應」。

到底怎樣的環境會使內臟脂肪增加，什麼樣的環境才能減去內臟脂肪呢？究竟內臟脂肪是什麼東西，在體內是如何運作的呢？

接下來，就要先從這些內臟脂肪的真面目，帶大家深入挖掘下去。

使內臟脂肪增加的真兇實犯，並非脂質而是醣類

首先回答大家，內臟脂肪「增加」的最大主因，其實是「攝取醣類」的關係。

「奇怪了，既然是脂肪，應該是攝取油類才會使內臟脂肪增加吧？」也許大家會覺得很不可思議，事實上**使內臟脂肪增加的真兇實犯就是醣類**。

當身體攝取醣類之後，就會開始大量分泌出所謂肥胖賀爾蒙的「胰島素」，在胰島素作用之下，吃進體內的食物全都會使人走向變胖一途。

這正是**「內臟脂肪增加時的身體反應」**。

「內臟脂肪增加時的身體反應」就是這樣！

反之，即便攝取了高卡路里的食物，只要胰島素幾乎不會分泌出來的話，想胖也胖不起來。因為我們的身體就是像這樣形成的。

所以只要沒有過度攝取醣類，吃高卡路里的食物也不會變胖。

了解這個原理之後，想必大家都十分清楚，現今仍舉足輕重的「卡路里理論」根本毫無意義了。

「內臟脂肪增加時的身體反應」就是這樣！

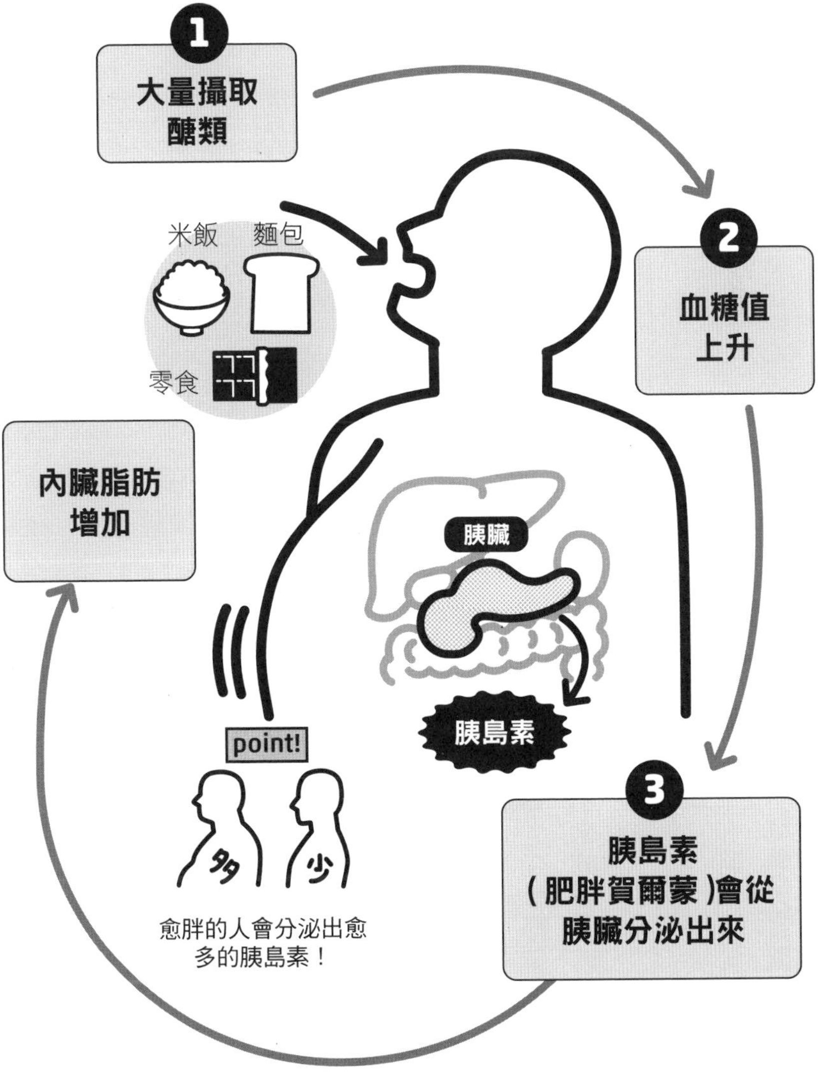
1
大量攝取
醣類
米飯
麵包
零食
2
血糖值
上升
胰臟
胰島素
3
胰島素
(肥胖賀爾蒙)會從
胰臟分泌出來
內臟脂肪
增加
point!
多
少
愈胖的人會分泌出愈
多的胰島素！

我們的身體通常是24小時在酵素引發的代謝及賀爾蒙等影響下，不斷調節身體機能。但是卡路里理論完全沒將酵素代謝以及賀爾蒙調節考量在內，所以是十分過時的觀念。

如果沒有大量攝取醣類，胰島素也不會大量分泌出來。因此減少醣類的攝取，就能避免「使內臟脂肪增加的最大主因＝大量的胰島素」。

你不知道的胰島素祕密

對於使內臟脂肪增加的真兇實犯胰島素，它的重要性卻反而不太為人所知。我在參加節目演出時，有時候主持人還會這樣跟我說，「請專家在說明時不要使用胰島素這個名詞，因為觀眾會聽不懂」。

但是**想要健康地減去內臟脂肪**，**就必須對胰島素有一定的認識**。不了解基本常識，只會「盲從照做」的話，一定會失敗，因為個人差異或是不適合每個人的情形在所難免。

本書也會盡量介紹多數人通用的方法，但是這樣仍無法完全迎合每一個人的需求。

想要調整成適合自己的方法，最重要的就是在參考「單純的技巧秘訣」之前，應了解基本的常識。

因此，在這裡要針對「你不知道的胰島素祕密」，為大家一步步詳細解說。

除了醣類以外的營養素也會釋出胰島素嗎？

身體攝取醣類之後，就會分泌出胰島素。

關於這點，相信大家都明白了。接著再來看看除了醣類之外的營養素又會如何？蛋白質及脂質會使胰島素的分泌量變多嗎？現在就來看看個別的差異。

蛋白質會使胰島素的分泌量增加嗎？坦白說，「會增加」。雖說如此，胰島素的分泌量當然不會像攝取醣類之後增加那麼多。

人體有所謂「糖質新生」的作用機制，會以蛋白質及脂質為原料，產出葡萄糖作為身體的能量。長時間不攝取醣類，包含儲存在肝臟內的葡萄糖也有用盡的時候，糖質新生就會發揮作用。

蛋白質會藉由這種糖質新生的機制，在體內轉變成醣類，而許多細胞都需要胰島素，才能將這些醣類吸收到細胞裡頭。因此藉由糖質新生製造出糖之後，才會視不同程度分泌出胰島素。

儘管如此，糖質新生可是「大費周章消耗能量」，從體內重要的蛋白質製造出糖的代謝機制，通常胰島素並不會一口氣非常大量地分泌出來，所以血糖值不會像大量攝取精製醣類之後一樣大舉上升。

除此之外，目前已知蛋白質及胺基酸本身會刺激胰島素的分泌。例如經常鍛鍊肌肉的人都知道，屬於胺基酸之一的「白胺酸」會使胰島素分泌量增加，促進肌肉的合成。而且乳清蛋白的「乳清」，本身也會使胰島素分泌量增加。

另外**研究發現，內臟脂肪多的人胰島素的功效會減弱。也就是說，即便攝取了份量相同的蛋白質，內臟脂肪多的話，就會分泌出大量的胰島素。**

舉例來說，就算只吃了雞里肌，但是內臟脂肪多的人還是會分泌出大量的胰島素，因此才會出現「愈胖的人愈難瘦」這類嘲諷的悖論。

所以內臟脂肪多的話，不只是在攝取醣類的時候，就連攝取蛋白質時都會大量分泌出胰島素。而且這些大量的胰島素會使體脂肪增加，完全抑制脂肪的燃燒。

總而言之，人變胖了之後，就會陷入「想減肥得先瘦下來」這樣進退兩難的局面。

為了突破這個僵局，胖子要減肥時，大多會限制能量的攝取量，只是這種減肥方式很快就會失效。也就是說，經常出現「一開始體重雖然減輕了，卻會停滯下來」的情形。

因為減少能量的攝取量之後，能量的消耗量也會減少。從這點角度來看，完全不建議大家採取控制卡路里的減肥法，這樣代謝會變差，更容易變成易胖體質。

就像斷食一樣，極度減少能量的攝取量之後，確實體脂肪及體重都會往下掉，但是這時候蛋白質也會同時被分解，所以當蛋白質不足時，肌肉就會減少。因此蛋白質必須攝取到身體所需的量才行。

脂質會使胰島素分泌量增加嗎？

單獨攝取不含醣類的「純粹脂質」時，胰島素分泌量會增加嗎？坦白說，「幾乎不會增加」。

但在各種條件累加之下，胰島素分泌量有可能會微幅增加。

這也是因為糖質新生作用的關係，誠如前文所述，除了蛋白質之外，一部分的脂質也會變成糖質新生的原料之一，在這種反應的影響下，與蛋白質形成的糖質新生原理一樣，都會分泌出胰島素。

只是單憑如此，並不會製造出量大到足以「使胰島素分泌量增加」的糖來。但是內臟脂肪大量囤積的人，攝取了內含少量醣類的脂質之後，在這種加乘效果之下，胰島素分泌量顯著增加的可能性並非為零。

但這終究只是理論上的說法，當條件累加之下，發生這種情形的可能性微乎其微。

話雖然這麼說，但請大家務必明白，這類情況非常少見，基本上單獨攝取「純粹脂質」後，胰島素分泌量並不會增加。

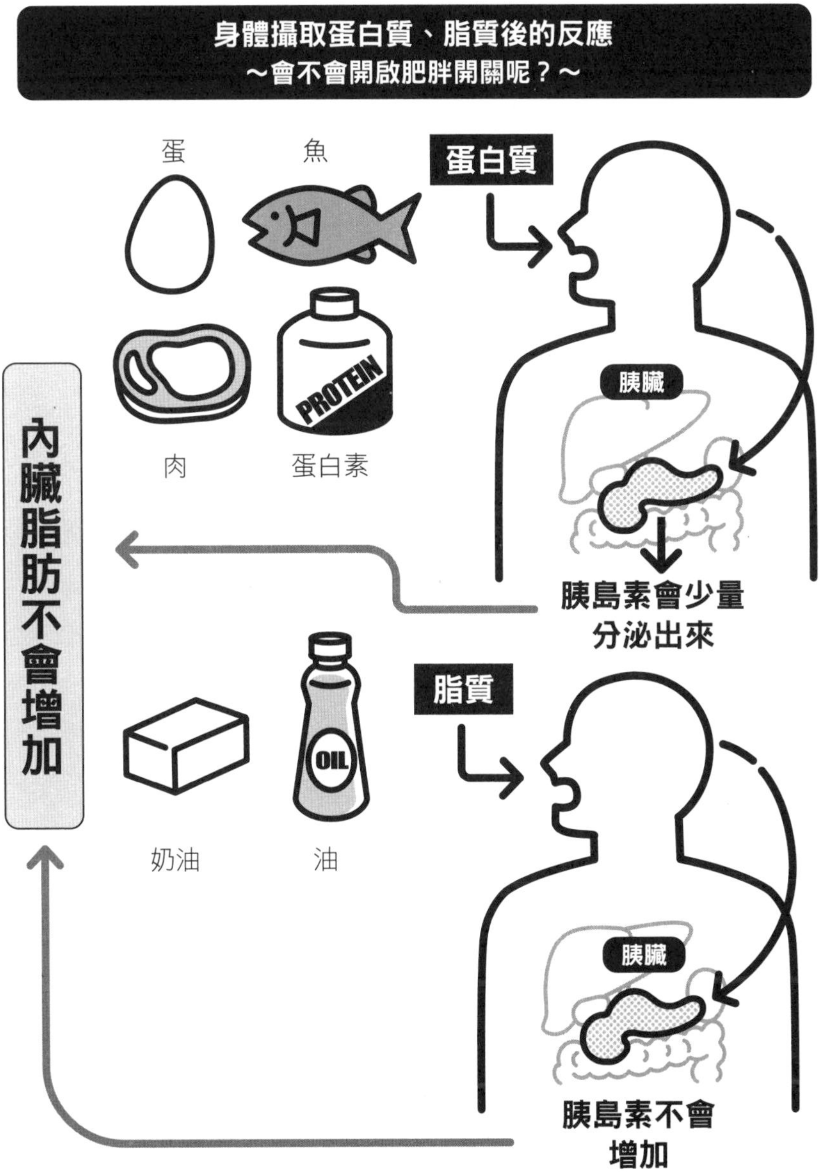

身體攝取蛋白質、脂質後的反應
～會不會開啟肥胖開關呢？～
蛋
魚
蛋白質
肉
蛋白素
PROTEIN
胰臟
內臟脂肪不會增加
胰島素會少量分泌出來
脂質
奶油
油
OIL
胰臟
胰島素不會增加

如果沒有肥胖賀爾蒙（＝胰島素）會怎樣？

話說在前面章節有提到一句話，「只要肥胖賀爾蒙胰島素幾乎不會分泌出來的話」，也許有些人會覺得怪怪的，而有這樣的想法：

「肥胖賀爾蒙【完全不會釋出】比【幾乎不會釋出】更好吧？」

「會使人發胖危害健康的賀爾蒙，沒有不是更好嗎？」

如果真的沒有胰島素的話，我們會變成怎樣呢？

其實**當體內胰島素完全為零的時候，身體在幾小時內就會失常，約莫1天時間內就會變成意識不清的危急狀態，而且當這種情形持續下去的話，肯定會有喪命之虞**。沒錯，在胰島素「完全為零」的狀態下，數小時內我們的身體就會出狀況，1天左右即會喪命。

因此24小時經常會有少量胰島素存在血液當中，這些少量分泌出來的胰島素，稱作「基礎胰島素」；餐後另外分泌出來的胰島素，稱作「餐時胰島素」，很容易理解吧。

經常少量分泌出來的基礎胰島素，不但是人類生存必需，而且是最低限度的胰島素需求量。

然而即使採行「斷醣飲食」，不再攝取任何醣類，少了餐後分泌出來的「餐時胰島素」，身體還是會演變成胰島素不足而出狀況。胰島素不足時會出現的症狀，具體來說會體重減輕、食欲衰退、噁心想吐等等。

為什麼會知道胰島素不足時會出現這些症狀，因為事實上有人就是如此。例如糖尿病的人。我們一般印象中的糖尿病，為第二型糖尿病。其實可以靠飲食及藥物控制的，全都是第二型糖尿病。

另一方面，也有一定需要注射胰島素才能活下去的糖尿病患，這就是屬於「第一型糖尿病」。話雖如此，現在第一型糖尿病並沒有一個判定標準，目前就算是不需要胰島素的患者，也會被診斷為第一型糖尿病。

屬於「第一型糖尿病」的患者，完全無法從自己胰臟分泌出胰島素。也就是說，一直這樣下去的話，體內會完全沒有胰島素。

第一型糖尿病的患者在胰島素需求量增加的狀態下，卻沒注射或是忘記打胰島素的時候，一定會因為胰島素不足而導致身體出狀況。

而且當胰島素的量低於最低限度時，也會演變成近似胰島素不足的狀態，喪命的風險同樣會攀升。

我曾經遇過幾名患者，即便因為胰島素不足造成身體出狀況而住院了，卻還是執意「不注射胰島素，想再觀察看看」，當然身體狀況還是完全沒有改善。後來患者的身體完全變成酸性，於是開立了讓身體轉為鹼性的藥劑，以及用來改善代謝的各種維生素，情況依舊毫無起色。

反之，提供患者胰島素製劑之後，改善效果立見。

由此可知，當無法從自己的胰臟分泌出身體所需的胰島素時，就必須從外部供給胰島素製劑。

誠如前文所言，每一個人胰島素的基礎分泌量，必須達到最低限度的需求量才能存活。正因為胰島素是人體不可或缺的賀爾蒙，所以身體才會大費周章製造出來。

胰島素是「製造身體的賀爾蒙」

話說回來，胰島素除了「使人變胖」之外，還有什麼作用呢？

眾所皆知胰島素是使血糖值下降的賀爾蒙。胰島素發揮作用時，會將血液中的葡萄糖吸收到細胞裡，血糖值便會因此下降。這種「使血糖值下降」的作用，就是胰島素的工作：「將能量來源吸收到細胞內儲存起來」。

分解的過程稱作「異化」，製造的過程稱作「同化」。像這樣製造身體的工作，稱之為「同化作用」，具有這種功能的賀爾蒙，便叫作「同化賀爾蒙」。所以胰島素算是同化賀爾蒙的一種。

赫赫有名的成長賀爾蒙也是屬於同化賀爾蒙。另外在體育禁藥中名聲響亮，用來擴增肌肉的「同化類固醇（Anabolic steroid）」，以及前文提過性賀爾蒙的睪固酮、雌二醇等，也都是同化賀爾蒙。

如此解釋之後，大家應該明白胰島素是製造身體的賀爾蒙之一了，但是不免心生疑問：「沒有胰島素製造身體，身體也不會立即出狀況才對吧？」

這句話說得沒錯，應該不會像前文所說的情況一樣，「當體內胰島素完全為零的時候，身體在幾小時內就會大幅失常，在約莫1天時間內就會有喪命之虞」才對。

究竟為什麼身體在完全沒有胰島素的狀態下，會這麼快出現影響呢？

這是因為胰島素在製造身體之前還有一個工作，必須「將血液中的葡萄糖（＝血糖）吸收到細胞內」。

經胰島素作用下，可將能量來源吸收到細胞內，所以反過來說，當沒有胰島素的時候，便無法將能量來源的葡萄糖吸收到細胞裡（大腦、肝細胞、紅血球、腸黏膜等細胞，可在沒有胰島素的情形下將葡萄糖吸收到細胞裡）。

這樣一來，細胞內很快就會缺乏能量，身體在短短數小時就會嚴重出狀況。

我經常將一句話掛在嘴邊，「除了特殊狀況，並不需要攝取醣類」，這句話的意思就是說：「沒必要藉由吃東西攝取醣類」。

但是當血液中也完全沒有葡萄糖的時候，任何人都會立即喪命。沒有人可以在血糖值為零的情形下存活。雖然完全沒必要藉由吃東西攝取醣類，但是體內卻必須要有醣類的存在。

而所謂必須藉由吃東西攝取醣類的「特殊狀況」，包含下述這幾種情形。

〈必須攝取醣類的特殊狀況〉

①異化狀態（例如消耗性疾病、炎症等等）

※所謂異化就是分解身體的過程。反之製造身體的過程便稱作「同化」。

②過瘦（醣類以外的能量 蛋白質與脂質不足）
③肝功能衰竭（製造血糖的工廠停工）
④重度腎功能衰竭（雖然沒有限制脂質的攝取，但是限制蛋白質的攝取）
⑤特殊的代謝異常疾病（長鏈脂肪酸代謝異常、尿素循環代謝異常等等）

遇到這類情形，就必須視狀況適量攝取醣類。

代謝症候群的原因不在脂質！

當初內臟脂肪會被視一大問題，起因於媒體在節目上提到了「代謝症候群」，後來各種健康檢查才開始流行起來。

日本現行這套代謝症候群的判定標準，是由幾個學會制定而成，目前廣泛運用當中。

這套判定標準，包含下述2個環節。

・**腰圍過大**

一般在判定是否為代謝症候群時，除了符合上述「必要標準」之外，還須達到下

●腰圍　男性≧ 85cm、女性≧ 90cm
上述標準再加上下述 2 項標準以上
●高三酸甘油脂血症≧ 150mg/dL　加上／或是
高膽固醇血症＜ 40mg/ dL（男女相同）
●收縮壓≧ 130mmHg　加上／或是
舒張壓≧ 85mmHg
●空腹血糖值≧ 110mg/ dL
代謝症候群的判定標準　引用自 8 個學會制定的新標準（2005 年）
（https://www.mhlw.go.jp/bunya/kenkou/seikatsu/pdf/ikk-j-07.pdf）

述其中兩項標準。

・**血脂異常**
（三酸甘油酯值過高、高密度脂蛋白膽固醇過低）
・**高血壓**
・**高血糖**

詳細數值的判定標準如上表所示。

還有就算達到其他標準，卻未符合「腰圍過大」此一必要標準時，並無法判定為代謝症候群。

每次在健檢時，經常會出現這種類型的人，但是依據這套標準來說，這種人並不算是代謝症候群。可是要斷定這名患者健康與否，老實說還是不健康，因此最好設法做些改善。

另外，當符合腰圍過大這個必要標準，且達到其他1項標準時，即可視為「代謝症候群預備軍」。

這套判定標準是由8個學會制定而成，算是日本國內最主要的判定標準。縣市鄉鎮舉行特定健檢活動時，也都會使用這套判定標準。

而且「低密度脂蛋白膽固醇並沒有標準值」，這點大家應事先有個概念。一般來說，並不認為低密度脂蛋白膽固醇是造成代謝症候群的因素之一。因為沒有證據足以顯示，低密度脂蛋白膽固醇與代謝症候群有關。

此外，有些未參與制定這套標準的學會醫生也有不同的意見，他們認為「各個臨床學會屬於封閉的委員會，這套標準只是由利益相反的強勢委員制定出來，將毫無科學根據的標準彙整在一起罷了」，除了日本之外，甚至外國也出現了批評的聲浪，所以本書讀者最好要先心裡有數以免吃虧。

（資料來源：http://jsln.umin.jp/pdf/guideline/To_Dr_Imamura-110202.pdf）

現在先不論標準是對是錯，從「實際在醫療現場診療的角度」來看，符合代謝症候群判定標準的人，還是屬於不健康的一群人，或是身體已經出狀況了。因為達到這些標準時，代表對於身體其他方面的健康也出現影響了，所以會從單純的肥胖問題，進展成下述的狀態。

代謝症候群的判定標準及其含義

其次要來解析各項判定標準。

腰圍過大，就是代表內臟脂肪多（除了肌肉發達的人之外）。

中性脂肪過高，正是醣類攝取過多，而且身體來不及處理過多醣類的徵兆。

高密度脂蛋白膽固醇過低，表示分送到身體各處的膽固醇無法全部回收。高密度脂蛋白膽固醇的功能，是從身體各處回收膽固醇，接著再將回收後的膽固醇運送至肝臟，進行各項處理作業。

高血糖，即為醣類攝取過多，以致於醣類無法完全代謝的意思。

相信大家都明瞭，在代謝症候群的狀態或是類似的狀態下，身體各部位無法妥善因應加以處理，才會發出哀鳴。

代謝症候群不只是外表看起來會變胖而已，已經逐漸演變成損害身體健康的狀態了。

代謝症候群的原因是什麼？

一般來說，代謝症候群的原因在於內臟脂肪。一般來說，內臟脂肪會增加都是過食以及缺乏運動的關係。

因此在日本厚生勞動省提供的健康資訊網站「e-healthnet」上，便針對如何擊退代謝症候群提出了下述建議。

「基本做法，就是改善內臟脂肪的囤積情形，主要對策就是解決過食與缺乏運動的問題。」

（資料來源：https://www.e-healthnet.mhlw.go.jp/information/metabolic/m-03-001.html）

我對於這些建議，大致上意見相同。

接著就來看看其詳細內容是如何說明的。舉例來說，內容如下所述。

「隨著日常生活的運動量減少以及飲食西化的影響下，變成攝取牛奶、乳製品、肉類等動物性脂肪含量較多的飲食」

「解決對策就是均衡攝取魚類及蔬菜等，多吃優質脂質（不飽和脂肪酸）、大豆等植物性蛋白質。」

這類的說明內容，相信大家不只一次，應該看過許多次了，除了會提到「飲食西化不好」、「動物性脂質吃多不好」之外，還會建議大家「多吃魚類及蔬菜比較好」、「多吃大豆製品比較好」。

另外在攝取不飽和脂肪酸這方面，我也認為有助於維持及促進身體健康。

在許多地方都能看到「飲食西化不好」這項標語，意思是說，「人們轉為攝取牛奶、乳品、肉類」。

其中「動物性脂質吃多不好」的意見處處可見，這種「動物性食物無益健康的理論」，與「脂肪無益健康的理論」同樣深植人心。

將這兩種理論合體之後，就會形成「動物性脂質吃多不好」的論點。因此「動物性」＋「脂質」，會讓人感覺「這樣對身體不好」。

但是事實果真如此嗎？

「動物性脂質吃多不好」的研究數據、論文堆積如山，而且相信今後還是會繼續發表許許多多的全新數據及論文，可是這全都是「一天習慣攝取三餐主食」的狀態下所提出的數據，現今幾乎沒有針對一餐醣類攝取量在21g以下時，針對動物性脂質的優缺點做出適當評價的數據資料。

而且像這種「同時攝取醣類和脂質」的基本數據，更有必要多加注意。

單獨攝取脂質，內臟脂肪也不會增加！

首誠如前文說明過的，單純攝取脂質時，並不會促使肥胖賀爾蒙胰島素分泌出來，所以不會引發「使內臟脂肪增加的身體反應」，人並不會發胖。

也就是說，代謝症候群的原因不在於脂質，而是醣類。

單純攝取脂質之後，過多的脂肪會直接排出體外，並不會從腸道吸收。單獨大量攝取脂質之後，只會腹瀉而已。

但是站在卡路里理論的角度，即便是單獨攝取脂質，還是會計入身體的能量。因此「食用高卡路里的油會變胖」的論點，經年累月深植人心，其實這完全是錯誤的觀念。關於卡路里的部分，後續再行詳細說明。

容我重申，在「肥胖賀爾蒙」分泌出來的時候，人才會發胖。所謂的肥胖賀爾蒙，就是大家知道的胰島素。胰島素實質上是用來儲存能量，血液中的糖會藉由胰島素進入細胞當中，血糖值便會下降。只要有胰島素，進到體內的脂質，就能變成體脂肪儲存起來。

但是**單獨攝取脂質時，胰島素幾乎不會增加，因此脂質被身體吸收後並不會作為能量儲存起來，所以不會形成體脂肪，而會轉變成能量**。

脂質被身體吸收後，會變成體積較大的「脂肪酸」，與體積較小的「酮體」。無論是脂肪酸或是酮體，當血液中的胰島素很少時，兩者都會轉變成能量。

「代謝的巧妙之處」，就是在說這種情形。

即便攝取相同份量的脂質，但是內臟脂肪會不會增加，還是得視胰島素分泌與否，所以會出現很大差異。

無論如何點火燃燒測量出「卡路里」的數值，我想大家都知道根本毫無意義。

同時攝取醣類與脂質，內臟脂肪才會增加

將3大營養素（蛋白質、脂質、醣類）中的2種營養素搭配在一起時，最容易使人發胖的組合，就是「醣類加上脂質」的組合。

承前所述，攝取醣類後胰島素就會從胰臟大量分泌出來。胰臟會感知血糖值的高低起伏，當血糖值上升時就會分泌出胰島素。

而且在**大量胰島素分泌出來的時候，在胰島素「儲存能量」的作用之下，糖會連同脂質一起被儲存起來**。

由於胰島素的作用，於是體脂肪會增加，內臟脂肪會增加。

反過來說，想要減去體脂肪、內臟脂肪，當務之急便是減少醣類。

只要有攝取醣類，胰島素就會大量分泌。而且當胰島素分泌出來的期間吃下肚的食物，在胰島素作用之下，都會扎扎實實地囤積在身上。

同時攝取「醣類＋脂質」
將大量且嚴重引發「內臟脂肪增加時的身體反應」！

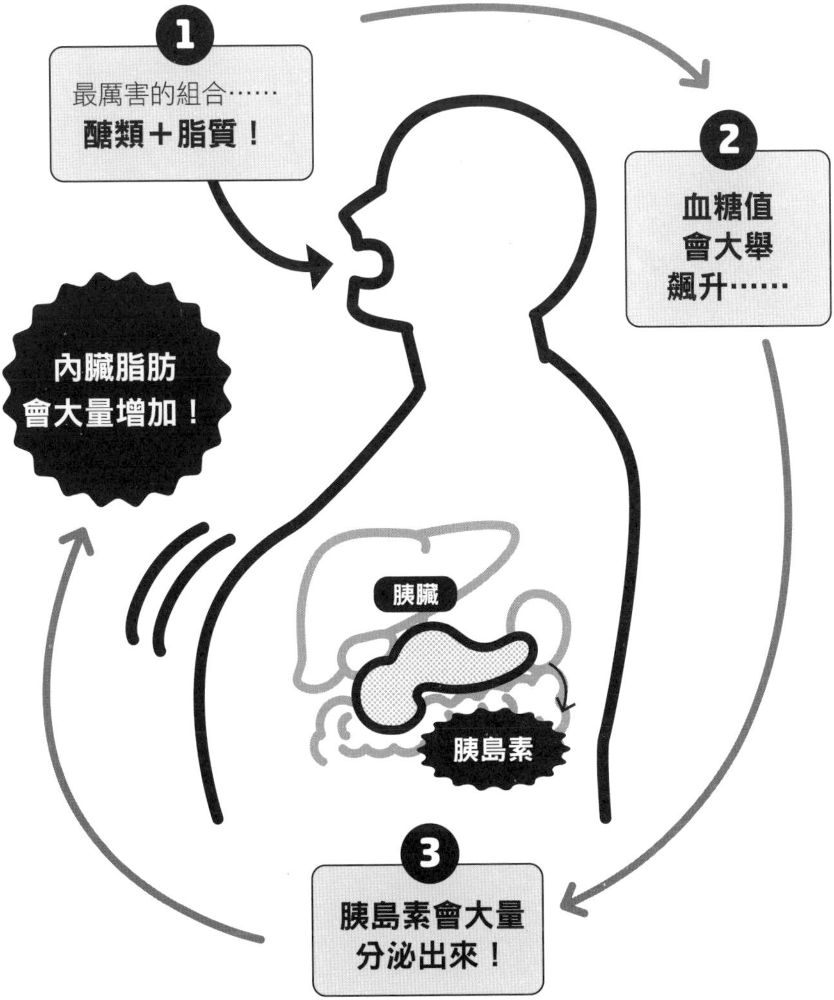
1
最厲害的組合……
醣類＋脂質！
2
血糖值
會大舉
飆升……
內臟脂肪
會大量增加！
胰臟
胰島素
3
胰島素會大量
分泌出來！

第 2 章

無人知曉的3種脂肪

脂肪為何囤積與如何消除依種類而異!?

消除3種體脂肪如何對症下藥

說簡單來說是「體脂肪」，事實上體脂肪可分成3種。

而且每一種體脂肪增加的原因，以及如何消減的對策各不相同。

首先，要針對3種體脂肪逐一為大家解說。

第1種脂肪：皮下脂肪（皮膚底下的脂肪）

說到位於皮膚正下方的脂肪，就是「皮下脂肪」。

區分腹部皮下脂肪的方法很簡單，在腹肌用力的狀態下會充滿彈性，用手指抓得起來的就是皮下脂肪；抓不起來的部分，則是其他種類的體脂肪。

一般認為皮下脂肪幾乎不會對健康方面造成不良影響，算是「良性脂肪」。反之，內臟脂肪則會對健康帶來不良影響，因此被稱作「惡性脂肪」。

皮下脂肪的功用，就是「儲存能量」。也就是說，皮下脂肪屬於儲存用的能量，因此當有其他能量時，例如從食物攝取熱量時，並不會使用到皮下脂肪。

總而言之，皮下脂肪可說是「不易消除」的體脂肪。而且皮下脂肪囤積的地方，據說也是很難消除的部位，比方說腹部周圍、雙臂、臉部周圍、背部周圍。說不定大家也都經歷過，皮下脂肪很難消除的慘痛經驗。

消除皮下脂肪的方式

也許有些人認為，「上三溫暖或是靠按摩就能除去皮下脂肪」，不過很遺憾的是，這些方法並無法消除皮下脂肪。

這些方法只會讓水分及水腫現象減少，暫時變瘦而已，皮下脂肪本身並不會減少。

另外說不定還有人以為，「靠跑步等有氧運動就能去除皮下脂肪」，但是單靠有氧運動其實並無法消除皮下脂肪。單做有氧運動的時候，會引發「糖質新生」，將肌肉轉變成能量，難以發揮消除皮下脂肪的效果。

想要消除皮下脂肪，反而必須「鍛鍊肌肉」，增加肌肉量。要做有氧運動的話，不妨做完肌力訓練後再進行。

還有為了避免肌肉因糖質新生而減少，鍛鍊肌肉前應攝取蛋白質，而且推薦大家吃乳清蛋白，因為吸收率會比食物來得理想。另外必需胺基酸產品的吸收速度又比乳清蛋白更快，所以在鍛鍊肌肉前30分鐘，或是在做肌力訓練的期間攝取必需胺基酸產品也能看出成效。

必需胺基酸＝ＥＡＡ，通常必需胺基酸的「產品」也會簡稱ＥＡＡ。無論在進行有氧運動之前，或是做有氧運動的期間，攝取ＥＡＡ都能有效吸收。

此外在做完肌力訓練後、做完有氧運動後攝取ＥＡＡ的話，還可加快肌肉的恢復速度，避免肌肉損傷。

皮下脂肪與女性有著密切關係

「皮下脂肪」容易囤積是女性的大一特徵，這是因為女性賀爾蒙發揮作用的緣故。理論上來說，如能抑制女性賀爾蒙的運作，也就能控制「皮下脂肪容易囤積的情形」，但是女性賀爾蒙會帶來的許多好處，例如會減少內臟脂肪，否則減輕動脈硬化以及抑制各種癌症等效果，都會因此受到影響。

再加上改變賀爾蒙分泌量，也會帶來未知的危險性。因為現代的醫學仍舊無法完全掌握，當賀爾蒙的作用及分泌量改變後會發生什麼事情。

比較安全的做法，是在賀爾蒙分泌失調時加以控制，反之當賀爾蒙過少時，應透過賀爾蒙製劑加以補充。只是為了美容目的而調節賀爾蒙分泌量的話，也許壞處會多更多。

不過關於停經前後補充女性賀爾蒙的問題，使用時應留意合併症，還有使用具類雌激素作用成分的「雌馬酚」補充賀爾蒙之外，或許其他方法也值得參考看看。

靠限醣瘦不下來的女性……犯人其實是皮下脂肪!?

關於皮下脂肪不容易消除這一點，我用我看診過的實際案例來為大家說明一下。

我剛開始在醫院指導患者限醣飲食時，不時遇到好像要來看減肥門診的案例，因為除了「罹患糖尿病」、「想減少用藥」的患者，還有「瘦不下來」的人也會前來看診。

有一天發生了一件事，一名女性患者因為「總是瘦不下來」而來就診，詳細詢問之後發現，限醣飲食療法她都有在確實執行。因此我再進一步診察，這才發現「可能事出有因」，後來經過ＣＴ檢查，證實她果然是內臟脂肪不多，絕大多數都是皮下脂肪。女性案例經常會出現這種情形。

皮下脂肪如前文所述，屬於難以消除的體脂肪，單靠飲食減去皮下脂肪難如登天。想單靠飲食減去皮下脂肪的話，必須嚴格限制飲食才能減輕體重，所以會演變成營養不良。

因此必須再次強調，想要消除皮下脂肪，必須鍛鍊肌肉才行。

停經後發胖的案例，與停經後變瘦的案例有何不同呢？

大家應該時常耳聞「停經後發胖」的例子，但是說不定也曾聽說過，有人卻反過來「沒什麼變化」、「變得更瘦」。

後續就來為大家說明兩者的差異性。

（1）停經後發胖的案例

「停經後」有人會發胖，不過也有單純因為「上了年紀」才發胖的案例。一般來說，隨著年齡增長肌肉會減少，各種代謝也會變差。因此有一種類型，是因為食量一直與過去代謝很好的時候一樣，所以才會發胖。針對這種類型的解決對策，是採取高蛋白飲食與鍛鍊肌肉。透過高蛋白飲食確保肌肉生成，再藉由鍛鍊肌肉持續給予身體負荷的話，比較能夠維持住肌肉量。

另外一個原因，是因為「雌激素」停止分泌的關係。

前文提過雌激素具有各式各樣的功用，不過還有一種作用關乎脂質的代謝。因此隨著雌激素的分泌量減少，體脂肪就會變得難以燃燒。而雌激素的分泌量，會在停經後逐漸減少，大概在5年內就會停止分泌。

女性過了40歲之後，雌激素一定會日漸減少，所以相對會慢慢變得容易發胖。

（2）停經後變瘦的案例

雌激素當中，還具有調節自律神經的作用。包含使精神處於亢奮狀態的「交感神經」，還有讓身體處於放鬆狀態的「副交感神經」，雌激素都能加以調節。

隨著雌激素的減少，使得促進腸胃活動的「副交感神經」功能變差時，腸胃活動也會遲緩。結果當消化機能及食欲衰退後，人就會變瘦。而且大家也都知道，更年期障礙的典型症狀裡頭，包含情緒焦躁、抑鬱、情緒低落、倦怠感等等，這都是因為雌激素除了會對上述的自律神經造成影響之外，還會對精神層面廣泛發揮作用。

因此當這類的精神症狀出現之後，有時就會食欲不振而變瘦。

（3）停經後沒發胖也沒變瘦的案例

這類案例，正是上述案例（1）與（2）達到平衡的狀態，所以停經後體重也不會出現多大變化。

第2種脂肪：內臟脂肪

本書主要談論的「內臟脂肪」，有別於皮下脂肪，屬於腹肌用力時用手指抓不起來的體脂肪之一。腹部的內臟脂肪，存在於腹肌更內側的位置，以解剖學角度來看，主要儲存於腸道周圍的「腸繫膜」。

內臟脂肪與皮下脂肪不同，會對身體造成各種影響，損害健康。關於消除內臟脂肪的幾項做法，如前文所述。

而且內臟脂肪總是減不掉的原因，是因為一般人只會採用「表面的做法」。當你不知道「原因出在哪裡」的時候，當然找不到適合自己的方法來消除內臟脂肪，其實秘訣就在「胰島素」。

第3種脂肪：異位脂肪

囤積在內臟裡，卻無法完全歸類為皮下脂肪或內臟脂肪的脂肪，就是「異位脂肪」，近來開始受到大家的矚目。

異位脂肪會囤積的地方，包含心臟、肝臟、胰臟等內臟，以及接近這些內臟的部位。

此外肌肉（骨骼肌）中也會囤積異位脂肪。一旦異位脂肪囤積在肝臟，就會變成如同「鵝肝」的狀態；當異位脂肪囤積在肌肉時，則會變成所謂「霜降肉」的狀態。過去我復胖的時候，就有明顯鵝肝狀態的「脂肪肝」。

異位脂肪多的時候，可說比起單純皮下脂肪或是內臟脂肪多的情況更加危險。

據說日本人會比歐美人更容易囤積異位脂肪及內臟脂肪。明明外表看起來並不胖，卻罹患生活習慣病的人，就是這類型的人。

傳聞脂肪會囤積在內臟中的異位脂肪，會使該內臟的功能變差。如果是囤積在肝臟，變成脂肪肝的話，演變成肝硬化或是肝癌的風險可能就會升高。

而且一般認為異位脂肪還會引發內臟慢性發炎，造成代謝紊亂，使高脂血症及糖尿病等風險攀升。

再者，消除異位脂肪的方法與消除內臟脂肪的方法完全一樣。所以想要減去內臟脂肪的人，也就能同時減掉異位脂肪。

消除3種體脂肪，如何對症下藥？

1 大量攝取醣類

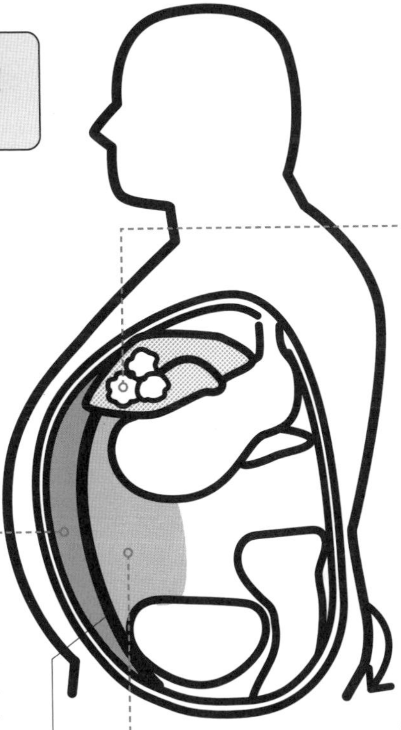

女性容易囤積

皮下脂肪

囤積在皮膚與腹肌之間，對於健康幾乎不會有不良影響的良性脂肪。特徵為不容易消除，而且無法靠限醣飲食加以去除。透過鍛鍊肌肉增加肌肉量才容易減去。

附著於內臟

異位脂肪

囤積在心臟、肝臟、胰臟等內臟，危險度最高的脂肪。有異位脂肪附著的內臟，功能會變差。消除異位脂肪的方法與消除內臟脂肪一模一樣。

男性容易囤積

內臟脂肪

囤積在腹部內臟周圍的惡性脂肪。飲食當中醣類攝取過多時，會在胰島素作用下增大。所以想要減去內臟脂肪必須限醣才行。

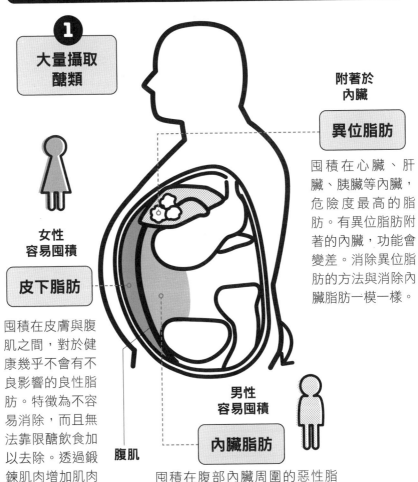

中性脂肪、膽固醇與體脂肪的差異

「中性脂肪」、「膽固醇」經常與前面章節提到的3種體脂肪混為一談，就算大家都知道「有所差異」，但是很多人應該無法說明清楚吧？因此接下來就為大家稍微整理一下。大致說來如下：

・中性脂肪＝能量

・膽固醇＝身體的原料

詳細解釋十分繁瑣，總之先大概了解一下。

何謂中性脂肪？

食物內含的脂質以及食用油類，還有佔據大部分體脂肪的，就是「中性脂肪」。

總之，單純提到「脂肪」的時候，指的就是這些中性脂肪。就像奶油或豬油一樣，存在於人類血液當中的中性脂肪，在常溫下也是呈現固體。而且對於人體來說，算是非常重要的能量來源。

中性脂肪既不是酸性，也非鹼性，顧名思義是屬於「中性」，所以才叫作中性脂肪。中性脂肪以構造上來說，是「甘油」加上「脂肪酸」組合而成。正確來說，中性脂肪包含單酸甘油脂、二酸甘油酯、三酸甘油酯這3種。

由1個甘油分子和1個脂肪酸分子組成的中性脂肪稱作「單酸甘油脂」；由1個甘油分子和2個脂肪酸分子組成的中性脂肪稱作「二酸甘油脂」；由1個甘油分子和3個脂肪酸分子組成的中性脂肪稱作「三酸甘油脂」。「單酸」代表「1」，「二酸」代表「2」，「三酸」代表「3」。

食物中的脂肪（中性脂肪），因為體積過大並無法直接從腸道吸收，所以會藉由膽汁及胰液等，分解成脂肪酸與單酸甘油脂，再經腸道吸收後，才會進入淋巴管。存在人體血液中的中性脂肪，有90～95％為三酸甘油脂，因此一般在標示時會將「中性脂肪」與「三酸甘油脂」畫上等號。

前文提到「中性脂肪＝能量」，這個重點最好先心裡有數才會更有幫助，只要記住這部分便綽綽有餘了。

何謂膽固醇？

承前所述，「膽固醇＝身體的原料」。但會成為哪些部分的原料，如下所述。

- **全身細胞的細胞膜**
- **類固醇激素（腎上腺皮質激素及性激素）**
- **膽汁酸**
- **維生素Ｄ**

此外，膽固醇對於脂溶性維生素（維生素Ａ、Ｄ、Ｅ、Ｋ）的代謝也會發揮作用。

而且對於大腦等處神經，也擔負著重要職責。舉例來說，「軸突」相當於神經的電線，覆蓋著「軸突」的部分當中便內含大量膽固醇。用油包覆相當於神經的電線，才能防止短路，並能加速訊息傳遞。

大家身邊常見的電線，同樣不會有金屬裸露，而是用不會導電的橡膠或塑膠等包覆起來。所以神經也不會裸露在外，而是用膽固醇覆蓋於表面。像是大腦以及脊髓等神經上的膽固醇，其實就高達全身膽固醇1／3比例的量。

另外，在血液中則有高達全身一半的膽固醇。

比起從食物中攝取到的膽固醇，經由肝臟製造出來的膽固醇更占了多數。由食物吸收的膽固醇約2成比例，透過肝臟等製造出來的膽固醇約有8成。

因此過去經常宣導「膽固醇含量多的雞蛋等食物要少吃！」，近年來卻開始認為「食物中的膽固醇不會造成影響」，日本厚生勞働省也從日本人的飲食攝取標準中，撤除了膽固值攝取量的上限。因為沒有任何證據顯示，吃下膽固醇多的食物後身體會變得不健康。

如今還是有人主張「應減少攝取食物中的膽固醇」，可是這已經是落伍的觀念了，根本毫無科學根據。

血管中發生了什麼事？

中性脂肪及膽固醇就是「油」，由於無法直接溶於水，並無法經由血液這類水分多的液體進行運送，所以在血液中會加以包覆以便溶於水，這種狀態便稱作「低密度脂蛋白」或「高密度脂蛋白」。

低密度脂蛋白是「包覆成體積較大且比重較輕」的狀態，高密度脂蛋白則是「包覆成體積較小且比重較重」的狀態。

進一步正確地來說，提到低密度脂蛋白膽固醇時，意指「包覆於低密度脂蛋白中內含的膽固醇」，高密度脂蛋白膽固醇同樣意指「包覆於高密度脂蛋白中內含的膽固醇」。

什麼是好的膽固醇，什麼是壞的膽固醇？

而且我們經常耳聞「好的膽固醇」、「壞的膽固醇」。

好的膽固醇＝高密度脂蛋白膽固醇

壞的膽固醇＝低密度脂蛋白膽固醇

大家應該都曾經在媒體上見過這樣的表現方式。為了讓不具備什麼基礎知識的人能馬上理解，像這樣用「好壞」來表示是十分常見的手法，但是這與高密度脂蛋白膽固醇及低密度脂蛋白膽固醇的實際狀態有所出入。

高密度脂蛋白膽固醇的確可以將許多地方的膽固醇回收，所以大量的高密度脂蛋白膽固醇也幾乎不會對健康造成不良影響。因此將高密度脂蛋白膽固醇稱作好的膽固醇，其實很符合實際的狀態。

但是另一方面，將低密度脂蛋白膽固醇叫成壞的膽固醇，卻與實際狀態相差萬里。高密度脂蛋白膽固醇可以從全身「回收」膽固醇，但是低密度脂蛋白卻反過來能將膽固醇「配送」全身。低密度脂蛋白膽固醇可配送人體非常重要的原料「膽固醇」，由此可見完全不是「壞的膽固醇」。

甚至於完全沒有低密度脂蛋白膽固醇的話，人類根本活不下去。

從以前就會用一句話來說明低密度脂蛋白膽固醇，就是「Lower is better」＝「愈低愈健康」，但是這種說法根本大錯特錯，現在大家應該明白了吧？

當低密度脂蛋白膽固醇不充足的話，便無法將膽固醇「配送」至全身，全身到處都會出現原料不足的問題。低密度脂蛋白膽固醇過低時，也許血管的確不容易堵塞，但是血管本身卻會因為原料不足而無法維護，變得十分脆弱。

因此我在看診時，都會向患者說明「將低密度脂蛋白膽固醇叫作壞的膽固醇實在冤枉，就像是將待在火災現場的消防員喚為縱火犯一樣」。

當我實際在為患者說明的時候，還是有好幾個人混為一談了，其實「好的膽固醇與壞的膽固醇」，和「好的腸道細菌與壞的腸道細菌」完全是兩碼子事。

好菌及壞菌，是在說明腸道中的細菌，和膽固醇完全不同。

像這樣混為一談的人並不在少數。其實我在看診時都會向這些會錯意的患者們一再說明：「腸道內的細菌才有好壞之分」。

話說回來，參閱上述說明之後，相信大家對於內臟脂肪與其他脂肪，漸漸都有進一步的理解了。接下來將為大家說明，如果這些內臟脂肪過度增加的話會發生什麼事。內臟脂肪增加後，除了肚子會變大、外表會……其實還會造成更多的影響。

增加的內臟脂肪為何可怕？

關於內臟脂肪，大家透過前面章節的介紹應該都了解了。前文提到內臟脂肪屬於體脂肪的一種，但是腹肌用力時手指抓不起來，還會對身體各方面造成影響，損害健康……究竟具體來說會出現哪些影響呢？

乍看之下即便內臟周圍有脂肪囤積，應該不會有任何影響才對，而且直到最近，專家們的想法一直都是如此。

但是事實上卻完全不是這麼一回事。內臟脂肪有別於會一直儲存起來的皮下脂肪，其實會發揮許多作用，與皮下脂肪「完全不可相提並論」。

在這之前，先來說明一下如何測量內臟脂肪。

如何測量內臟脂肪？

為了不花一毛錢，就能輕鬆測量出內臟脂肪，通常在健康診查時會用「ＢＭＩ」與「腰圍」來推估，但是由這兩項數據推估出來的數值卻非常的不正確，因為會有下述這種類型的人：

・ＢＭＩ在正常範圍（＝不肥胖）但是內臟脂肪很多（僅腹部突出）

・腰圍不大但是肌肉少而內臟脂肪較多

究竟怎樣才能正確測量出內臟脂肪呢？

透過電腦斷層掃描測量

目前為了測量出最正確的內臟脂肪，會使用「電腦斷層掃描」。透過電腦斷層掃描，測量出「肚臍高度的內臟脂肪面積超過１００cm²」的話，即可得知內臟脂肪是多還是少。

這種測量內臟脂肪的方法，只要導入電腦斷層掃描機器測量軟體即可測量出來，但是成本很高，需花費百萬日圓左右。只要無法確保檢查人數充足，導入軟體的醫療機構一定會出現赤字，實際上有很多醫療機構都備有電腦斷層掃描，卻無法測量內臟脂肪的面積，其中便是內含這些隱情。

大家如果想利用電腦斷層掃描測量內臟脂肪，是需要自費的。因此費用高低取決於各家醫療機構，大概是電腦斷層掃描檢查的金額加上２千～４千５日圓左右。檢查數量差不多達1千件的程度，該軟體就能回本，這等程度的數量在都會區應該可以達成。另外告訴大家，電腦斷層掃描檢查的金額大約在1萬日圓上下。

順帶一提，測量內臟脂肪的電腦斷層掃描，基本上不適用保險給付，必須自費才行，也許在醫師看診後，因為疑似有某些肥胖的疾病而使用電腦斷層掃描時，會適用於保險給付，當然還是只限於「疑似有疾病時」才適用。

透過人體組成分析儀測量

近來健康意識高漲，經常可見用體重計等儀器就能測量出體脂肪率。

最常見的測量方式，稱作「阻抗法」，透過極弱電流，測量電流通過的程度，藉此推算出體脂肪。許多以自費醫療為主的醫療機構，都會放置這類高價高性能的人體組成分析儀，價格其實落在1百～3百萬日圓左右（機器種類形形色色）。

優點是不像電腦斷層掃描會受到輻射傷害，只要像體重計一樣站上去就能測出體脂肪率等數值，非常方便。

當然比起家庭用體重計附屬測量體脂肪的功能，結果會更加準確。除了改變電流的頻率，還能將電極貼在手腳等處，逐一調查出身體每個部分的體脂肪，甚至排除年齡及性別的影響要素等等，透過各種技術，具備遠比一般體重計更佳的性能。

可惜這類的高端儀器，仍不及電腦斷層掃描，因為我曾經實際拿高性能人體組成分析儀的測量結果，對照電腦斷層掃描的報告，沒想到數字完全不符。用人體組成分析儀測量出來的體脂肪較少，但在電腦斷層掃描影像中卻囤積了不少內臟脂肪。最令我印象深刻的，是當事人一臉驚訝地表示：「我明明是在醫療機構，用知名的厲害儀器測量出來的……！」以高端儀器為例，確實在大部分的情形下應該都會測量出與實際體脂肪十分接近的數值，只是其中也有極少數類似這樣的案例。果然以「正確度」的角度來看，還是電腦斷層掃描檢查最值得信賴。

其他各種測量方法

除了電腦斷層掃描以及人體組成分析儀之外，還有其他方法測量內臟脂肪。

・**水中秤重法、排空氣法**：利用水或空氣，透過「比重」的差異測量出體脂肪的量。

・**近紅外光譜技術**：大家經常耳聞「遠紅外線」，這裡說的卻是「近紅外線」。使用這種近紅外線，藉由光被吸收的方式不同，將體脂肪測量出來。

・**雙能量X光吸光式測定儀：**利用X光線測量體脂肪的方法。可說是研發出電腦斷層掃描之前的技術。

其他方法只能測量出皮下脂肪，不過順便為大家介紹下述兩種方法供大家參考。

・**超音波法：**使用超音波測量出皮下脂肪。

・**皮下脂肪厚度計：**利用卡尺測量出皮下脂肪「厚度」的方法。屬於原始的做法，但可作為皮下脂肪量的參考依據之一。

內臟脂肪會分泌出「類似賀爾蒙的物質」！

直到最近大家都以為內臟脂肪和皮下脂肪一樣，「只是將能量以脂肪的方式儲存在體內」。但是近來已經發現，其實從內臟脂肪會分泌出非常多的物質。

而且從內臟脂肪分泌出來的許多物質，皆具有超乎當初所想像的廣泛功效。

現在內臟脂肪成為非常熱門的研究領域，不過新奇熱門的領域，還是有特殊情形。總之處於研究階段，目前仍模糊未知的事情堆積如山，因此各種假設魚龍混雜，有時兩種假設會出現矛盾，甚至「全新的研究證據」會粉碎之前的假設……諸如此類充滿雜亂無章的感覺。

因此關於這部分，大家也許會覺得「似乎沒有充分說明清楚」，事實正是如此，總之這個領域就是「尚未完全釐清」。

請大家用這樣的觀念，繼續研讀下去。

接下來將話題拉回內臟脂肪釋出「各種類似賀爾蒙的物質」上。

現在將各種類似賀爾蒙的物質，統一以「脂肪激素」來稱呼。脂肪激素這個名詞的後面兩個字是「激素」，聽起來很像賀爾蒙，卻是定義有些不同的物質的總稱。說到激素與賀爾蒙的差異，賀爾蒙的作用基本上算是會遍及全身的「大範圍」，激素嚴格來說是作用在小範圍。

話雖如此，賀爾蒙與激素並沒有明顯的差別，也沒有判斷標準。因此將來說不定會以不同的形式，「統合成一個概念」。

順便為大家說明一下，脂肪激素可詳細解釋成「脂肪組織分泌的細胞因子」。

話說種類百百種的「脂肪激素」，具體來說有哪幾種呢？其實有些脂肪激素可以促進身體健康，有些則不然。對於一直以為「體脂肪＝不好」的人來說，也許會感到意外。

並非「所有的體脂肪就是不好」，其實脂肪組織也會分泌出對身體健康有益的脂肪激素。接著就來依序看看好的脂肪激素與不好的脂肪激素。

首先對健康有不良影響的脂肪激素，如下所述。

①與高血壓有關：血管收縮素原、瘦蛋白

②與糖尿病有關：腫瘤壞死因子－α

③與心肌梗塞有關：血漿蛋白原活化因子抑制物第一型

其他還有許多種類的脂肪激素，尚未研究清楚的也不在少數，詳細說明會沒完沒了，所以容我在此省略。

第一步先來了解一下，這些「對健康無益」的代表性脂肪激素將引發哪些疾病。

①與高血壓有關：血管收縮素原、瘦蛋白

如前文所述，各種「脂肪激素」將引起各式各樣的疾病。雖然瘦蛋白會使血壓上升，卻是屬於對身體好處多多的脂肪激素，因此將於下一章節再個別提出來說明。其次是「血管收縮素原」，這在內科醫師眼中是相當有名的脂肪激素，因為「降血壓藥」與這部分有關係。

血管收縮素原主要由肝臟生成，但是脂肪細胞也會製造出來，隨著內臟脂肪增加，血液中的含量就會變多。於是血管收縮素原會轉變成「血管收縮素Ｉ」，進而變化成「血管收縮素II」，從腎上腺皮脂分泌出名為「醛固酮」的賀爾蒙，因此血壓才會上升。

罹患代謝症候群而有高血壓的人，會從脂肪細胞釋出血管收縮素原，所以才會形成高血壓。

②與糖尿病有關：腫瘤壞死因子-α

研究指出，腫瘤壞死因子-α一旦從脂肪細胞分泌出來，胰島素的效果就會減弱，使血糖值上升。

（資料來源：https://jams.med.or.jp/event/doc/116013.pdf）

③與心肌梗塞有關：血漿蛋白原活化因子抑制物第一型。

這種脂肪激素同樣是內臟脂肪一增加，從內臟脂肪分泌出來的量就會增加。

通常只要血管中的血塊，也就是「血栓」形成後，屬於蛋白質之一的「胞漿素」就會發揮作用將血栓溶解，因此即便血栓形成後也不會立即堵塞血管。

但是這種血漿蛋白原活化因子抑制物第一型，會抑制胞漿素發揮作用，於是血管堵塞的風險就會升高。

也就是說，內臟脂肪很多的時候，血管便容易堵塞。相信大家身邊有人就是這樣的狀態。

由內臟脂肪分泌出來的「壞東西」

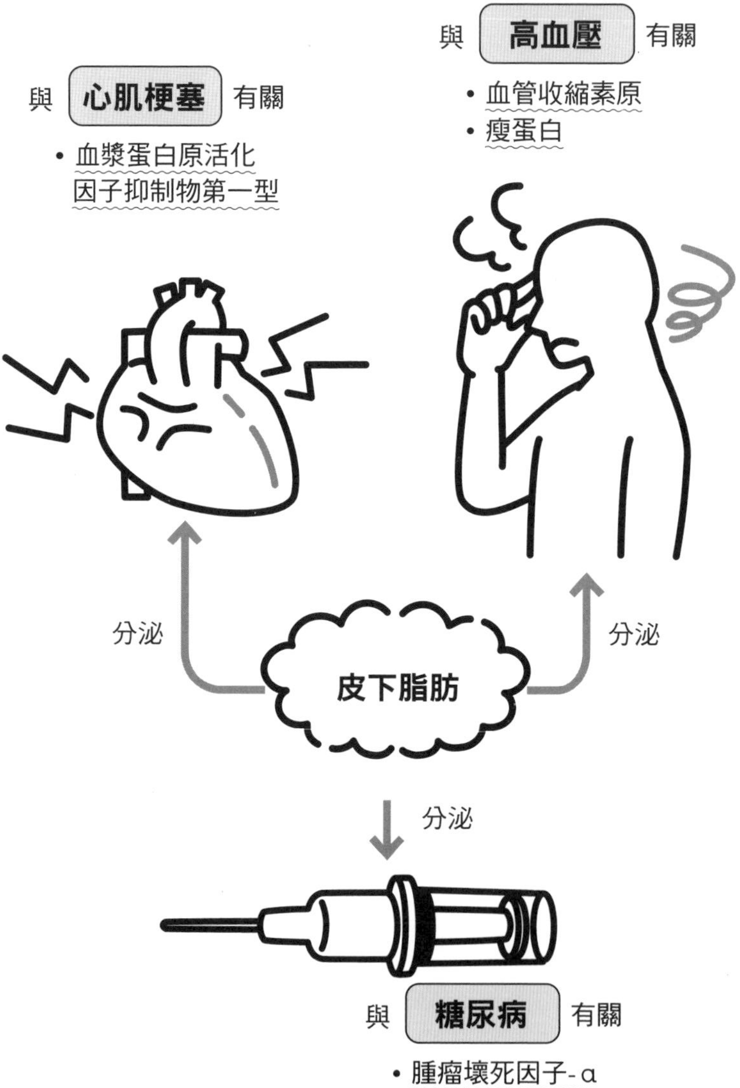

由脂肪細胞分泌而出「有益健康」的物質

接著繼續來看看會對健康有益，最具代表性的兩種物質。

①抑制食欲：瘦蛋白

從脂肪細胞分泌出來的瘦蛋白中，具有抑制食欲的作用。

聽到這段話，大家應該會覺得「匪夷所思」吧。肥胖的人擁有大量的脂肪細胞，而且食量極大……由此實在難以想像，居然能借助脂肪細胞的影響力將食欲壓抑下來。

起初我在醫學生時期學習瘦蛋白時，就是這樣的想法。其實在這部分仍未清楚釐清，所以對於我在20年前心中「單純的疑問」，至今仍無法在這世上找到答案……

當然目前也有一些報告足以解釋，人只要變胖就會發生下述情形：

（1）瘦蛋白分泌量會減少

（2）而且瘦蛋白抑制食欲的作用本身也會「不容易作用於大腦」

再者，瘦蛋白不只會抑制食欲而已，還會使交感神經（讓人興奮的神經）變活躍，增加能量的消耗。此外當瘦蛋白變多的話，交感神經一定會活躍起來，所以血壓會上升。

大致上這類型的賀爾蒙，以及性質相近的物質，幾乎不會只有「一種功能」，而會同時具備好幾種作用，而且這些物質都會彼此息息相關。

②燃燒脂肪：脂聯素

另一種被視為「對身體有益」的脂肪激素，也來為大家介紹一下。

脂聯素與脂肪激素的名稱相似，非常容易混淆，其實「脂聯素」屬於「脂肪激素」的一種，請大家特別留意。

此外，「Adipo」意指「脂肪」，「Nectin」是「黏附」的意思。「Adiponectin（脂聯素）」一名的由來，就是指由脂肪組織（Adipo）製造出來的一種脂肪間黏附分子「Nectin」。

簡單來說，脂聯素具有燃燒脂肪的作用。而且就像瘦蛋白一樣，只要內臟脂肪一增加，脂聯素就會減少，所以才說「胖子很難瘦下來」，由這點理由看來非常容易得到大家認同。

這類情形經過研究之後，才進展成「因為變胖了所以很難瘦下來」這種哲學性的結論。

脂聯素具有非常多樣化的功能，例如可改善肝臟代謝，還能抑制發炎現象、防止心臟肥大、抑制動脈硬化及糖尿病等等。

了解這種「脂聯素」對於健康的幫助之後，或許有些人會納悶：「既然效果這麼好，為什麼沒有製成營養補充品或藥劑呢？」很遺憾的是，現在還沒有研發出來。

總而言之，大家或許明白「想瘦就要有脂聯素！」這個道理，但是想要增加脂聯素，坦白說還是「必須瘦下來才行」。

而且其他的脂肪激素，也不是只有單一的效果，其實具備好幾種功能，各自息息相關。譬如某種物質分泌出來之後，這個就會變成這樣，還有那個會造成影響，十分錯綜複雜。

因此單純解釋脂肪激素，篇幅將厚達好幾本辭典的程度，極其繁複。

所以脂肪激素「直到最近才理出頭緒」，未知的環節還相當地多。

「不會瘦」的營養補充品必須多加留意

這時候或許有人會說：「我記得有見過會增加脂聯素的營養補充品呀！」確實有許多營養補充品聲稱「會使脂聯素增加」。

但是這些全都不可輕信，根本是騙人的，而且毫無例外，無一可信。

像這樣極力宣傳「會瘦！」的營養補充品不計其數，只是很遺憾的是，不是完全沒有效果，不然就是效果微乎其微。

一般人並不想大費周章去做些麻煩事或勞苦工作，而且想都不願去想，所以每次一看到「只要做……就能簡單瘦下來！」的廣告標語，總會不自覺被吸引過去。

但是我要在這裡跟大家坦言，「只要做……就能簡單瘦下來！」全是錯誤的觀念，唯有付出各種努力，才能健康地瘦下來，因為我們的身體構造就是如此。

舉例來說，「單吃蔬菜減肥法」雖然會讓人瘦下來，但這只會變成能量不足、蛋白質不足而已。體重也許會減輕，可是會變得很不健康。「改吃一種食物的減肥法」，大多都會發生這種情形。

如要改吃某種食物的話，最好改吃乳清蛋白或必需胺基酸。不過改吃大豆提煉的

「乳清蛋白」，還是會出現蛋白質不足的問題，所以應多加避免。就連「植物性飲食才健康！」的理想生活，也是常見重大錯誤的觀念。

蛋白質不足的問題愈嚴重的人，如果堅持植物性飲食的話，將會變得更加缺乏蛋白質。於是會開始納悶，「吃了這麼多植物性蛋白質怎麼還是蛋白質不足」，陷入「必須再攝取更多植物性蛋白質」的迷思。

上述毫無效果的營養補充品，大概就是盯上了這類陷入迷思的消費者，所以才敢大放厥辭，標榜產品「內含植物性蛋白質成分」。

近年來這類「無效營養補充品」的行銷手法愈發洗練成熟，不但會提升消費者的信賴感，還會煽動人們的欲望需求。在各種「鼓動」手法之下，人的腦內會釋放出所謂「多巴胺」的物質。在這種多巴胺裡頭，具有使人「預感馬上就會得到幸福」的效果。

這種「預感」就是最妙的地方。當強烈衝動襲來，會讓人覺得應該實現預感而付諸行動，只不過事實上幸福卻不會到來。

相信大家都有過經驗，對於「很想要！」而在強烈衝動下購買的東西，卻一下子就感到厭煩了。這是因為打從你得到想要的東西，得償所願的瞬間開始，在多巴胺作用下所獲得的「幸福預感」便開始消失的緣故。

事實上在過去有一群人曾經動過大腦的高難度手術，他們將電極埋入腦中，只要一按下按鈕就會釋放出多巴胺。結果這群人數次按下按鈕，卻總是沒有感覺到「預料中的幸福感」，反而發現會出現「心浮氣躁」的感覺。

這種引發「強力欲望需求、衝動」的多巴胺，如今仍有意或無意地被人運用在這類「無效營養補充品」的行銷及宣傳行為上。「煽動購買欲望」其實只是讓你的腦內充滿多巴胺罷了。

對付這種強烈的多巴胺作用，方法很簡單，只需要「離開現場10分鐘即可」，一時的鬼迷心竅，只需10分鐘就能化解。

在這世上，有很多人每個月為了這些「騙人的」營養補充品，付出不下數千日圓、數萬日圓的金額。結果這些營養補充品不是完全無效，就是效果微乎其微。

請大家別再把錢花在這些等同詐騙的東西上，買些更便宜且優質，又確實有效的乳清蛋白、維生素、礦物質吧，這些才是在生理學上有憑有據，而且一點壞處也沒有的營養補充品。

當然我與蛋白素及營養補充品的公司沒有任何利益衝突，也沒有收受金錢或招待等各種考量。

男性不胖還是有危險！

「我自己並不胖，所以不用管內臟脂肪的問題。」有這種想法的人，也無法保證完全沒有這方面的風險。其實就算ＢＭＩ未滿25，但是內臟脂肪的面積卻超過１００cm^2的案例可是出乎意料地多，而且絕大多數皆為男性，這就是無法單憑身高與體重判斷「健康與否」的典型案例。

前文提過女性容易囤積皮下脂肪，反觀男性身材肥胖的人卻是有明顯的內臟脂肪。現在要請大家回想一下，皮下脂肪對健康並沒有太大影響，內臟脂肪卻有損身體健康這件事，這樣大家應該明白，男性即便不胖也不容大意了吧。

接著再來談談數值的部分，內臟脂肪面積超過１００cm^2的男性，40幾歲的人為３７.２％，50幾歲的人則上升到４２.２％，比例可說是相當高。

第3章

避免內臟脂肪增加的方法

消除「內臟脂肪增加時的身體反應」

關於使內臟脂肪增加的真兇實犯，在前面章節已為大家做過解說。接下來在本章，將針對怎麼做才能避免內臟脂肪增加，為大家逐一解說。

避免內臟脂肪增加的方法，其實非常簡單，只要不攝取醣類即可，因為醣類是讓內臟脂肪增加的真兇實犯。攝取醣類之後，胰島素分泌量就會增加，所以這會成為開啟內臟脂肪增加的開關，因此首先必須切斷這個連鎖反應才行。

肥胖賀爾蒙「胰島素」分泌量增加的分歧點為何？

究竟攝取多少醣類之後，胰島素的分泌量會增加呢？

這會因每個人的身體狀況，以及先前的運動等能量消耗狀態而異，尤其是不習慣做運動的情形下，據說成人只要攝取5g的醣類，胰島素的分泌量就會增加。

而且不說胰島素「會不會分泌」，而是說「會不會增加」，其實是有原因的。承前所述，胰島素為零的狀態下將攸關性命，因此人體平常都會隨時分泌少量胰島素。

不同程度的限醣飲食

攝取超過5g醣類，胰島素分泌量將會增加，促使內臟脂肪變多──所以說為了避免使內臟脂肪變多，「只要1餐攝取的含醣量控制在5g以下即可」。

這就是所謂的「斷醣」，所以大家可以預想得到，難就難在門檻相當高。理所當然必須排除米、麵包、麵等主食之外，調味料基本上也只限用鹽，而且市售的減醣食品原則上全都不合格。雖然這是最健康的做法，但是實際上許多人都無法身體力行卻是不爭的事實。

容易實行的做法是「每餐醣類在20g以下」

現實中比較容易執行的限醣飲食，標準稍微寬鬆一些，以「每餐醣類在20g以下」為目標。如果是這等程度的醣類，相較之下能抑制血糖值急速上升。

每餐醣類40g在以下的程度，意指必須排除米、麵包、麵等主食，不過比較能攝取內含於調味料等當中的醣類。

單純的「限醣飲食」，基本上就是以「每餐醣類在20g以下」為目標。雖然比斷醣的效果差，但是優點是「容易持之以恆」。

「每餐醣類達40g」對減少內臟脂肪毫無效果

另外對於過去一直攝取大量醣類，「醣類依存」症狀明顯，蛋白質又不足的人來說，還有另一個選擇，就是「每餐醣類在40g以下」，這就是所謂「佛系減醣」。

簡單來說，除了上述的「基本限醣飲食」之外，還可以加上「少量主食」。

含醣量比起確實攝取主食會少一些，不過40g的含醣量還是不容小覷。因此內臟脂肪很有可能會一直反覆增減，所以我不太建議大家這麼做。

而且一直攝取不多不少的主食還有一個缺點，就是永遠都無法斷開醣類依存的現象。

靠「佛系減醣」並無法擺脫後續會提到的「假性飽足感」，會使人一直想要攝取醣類，於是得一直忍受這種欲望而備感折騰，因此會在生活中產生壓力。

與戒煙一樣，成功率最高的做法是「完全戒掉」

大家經常誤會，其實要擺脫各種依存症狀，「完全戒掉」會比「逐漸減少」更簡單。坦白說，沒有「完全戒掉」的話，反而無法脫離依存症狀。

舉例來說，剛開始戒煙的時候，很多人採用的做法都是逐漸減少抽煙的數量，不過大家也都知道，幾乎沒有人因此戒煙成功。忍耐的反效果，會在不知不覺間愈抽愈多根。反而是毅然決然一口氣戒掉的人，才會輕鬆戒煙成功。

如果換成戒酒的例子來想想看，應該就容易理解了。一直立志要「擺脫酒精依存症」的人，如果有這決心卻還是打算「逐漸減少飲酒量」，自欺欺人繼續喝酒的話，我只想給你當頭棒喝：「你這樣一輩子都戒不了！」

而且不管是誰，都未必能「一直保有堅強的意志力」。

工作疲累的時候、和家人朋友吵架心情浮躁的時候、肚子餓到不行的時候，遇到這些時候，突然走進一家超商，眼前陳列了滿滿的麵包、零食、冰淇淋，佔據你所有的視線時，你會如何呢？或是電視上的廣告，演員吃著美味拉麵的模樣出現在大螢幕的時候……很遺憾的是，無論在大街小巷、媒體還是網路上，醣類無所不在。不想見到的話，事前甚至必須非常小心留意才行。

從見到滿滿醣類的食物那瞬間起，腦內會帶來快感的神經傳導物質「多巴胺」就會大量釋出，使人呈現「不吃會坐立難安！」的狀態，這是人腦的機制，無法反抗，相信大家或多或少都有過這樣的經歷，說到我自己，以前也經常這樣。接下來關於擺脫醣類依存的話題，將於下一章針對醣類的部分再詳加說明。

像這樣一直想著「不能攝取醣類！」的話，一定會在某時某刻大吃特吃醣類，因為只要是人，大家都會有意志力薄弱的瞬間。而且承前所述，現代的日本醣類根本無所不在。

「佛系減醣」在上述三個做法中，是起步最簡單的一種做法，但要確實持之以恆卻相當困難。即使內臟脂肪暫時減少，日後大吃特吃醣類之後，反過來造成內臟脂肪增加的話，不僅毫無意義，還會出現反效果。

因此基本上我並不建議大家採行「佛系減醣」。因為「佛系減醣」雖然非常容易開始實行，適合高齡者以及連「基本限醣飲食」也毫無信心的人，可是效果微弱，難以堅持下去。

另外在不同程度的限醣飲食下，可以實際體會到內臟脂肪減少的效果優劣如下所示。

斷醣＞基本限醣飲食＞佛系限醣飲食

無論你做再多努力，只要持續大量攝取醣類的話，要減去內臟脂肪可說難如登天。想要減去內臟脂肪，首先有一大前提，關鍵就是不能使內臟脂肪增加。認真想減去內臟脂肪的人，至少要做到「基本限醣飲食」，這樣肯定能夠見到確實的成效。

醣類的真面目～使脂肪細胞「增加」&「變大」～

關到目前為止，已經為大家說明過，攝取醣類後即會分泌出肥胖賀爾蒙「胰島素」，內臟脂肪將逐漸增加而使人發胖。

究竟這些醣類指的是哪些東西呢？

是甜食嗎？不對，並非如此。不會甜的醣類同樣不勝枚舉。絕大多數的人對於醣類似乎都是一知半解，但是一問之下卻又無法完全說明清楚。

像這類的基本知識，大家雖然自以為「心知肚明」，沒想到卻是一問三不知，所以事實上完全不了解的部分多如牛毛，而且某部分的研究還是最近才達到急劇進展。

本章節將針對何謂醣類？醣類進入體內將造成哪些影響？醣類進入細胞中會發生哪些變化？為大家逐一進行解說。

首先要再次複習一下醣類相關用語，因為由糖這個字組成的專有名詞繁多，容易使人混淆。好好了解這些名詞之後，接下來在內文中讀到時才能學以致用。

另外在後半部分將為大家說明有關代謝的部分，雖然乍看之下與「減去內臟脂肪」毫不相干，事實上卻是關係密切。事先了解這些知識，你將驚覺「原來代謝與內臟脂肪在這部分居然息息相關」，讓你能有效應用。

想要確實減去內臟脂肪，端看你「能否具備正確知識並積極調整成適合自己的方式」，這點將成為非常重要的關鍵。

有關糖的4種基本用語

大致上只要了解下述4個與糖有關的用語，應該就綽綽有餘了。

①碳水化合物＝醣類＋食物纖維

②醣類＝單醣類（葡萄糖及果糖等等）、雙醣類（砂糖及乳糖等等）、多醣類（澱粉及糖醇等等）

③糖類＝單醣類、雙醣類

④糖分＝屬於日常用語，並無明確定義

了解上述用語，便萬無一失了。

最近還是會有人問我：「既然是要控制醣類的攝取，那麼碳水化合物是不是就不用減量了呢？」關於這個問題的答案，參閱這部分的用語解說即可一目了然，碳水化合物其實是由醣類與食物纖維組合而成。

因此答案會是「醣類應節制，食物纖維不必減量」。

另外關於雙醣類是由哪些糖組合而成的問題，因為大家容易混為一談，所以先為大家註明一下，雙醣類其實是由「２個單醣」所構成。

具代表性的雙醣類如下所示。

乳糖（Lactose）＝葡萄糖（Glucose）＋半乳糖

蔗糖（Sucrose）＝葡萄糖（Glucose）＋果糖（Fructose）

麥芽糖（Maltose）＝葡萄糖（Glucose）×２

有時在營養標示上會看到的「海藻糖」，也是葡萄糖×２。雙醣類這個名稱，比較常在日常生活中看見，所以藉此機會為大家整理一下。

此外，我們不時會耳聞的還有「寡醣」。印象中總覺得對身體有益的，就是這個由數個單醣聚合而成（分子量約３００～３０００）的寡醣。寡在希臘語中意指

「少」的意思，因此據說寡糖的別名也稱作「少醣類」。通常雙醣類也包含在內，在10個單醣以下（由10個單醣聚合而成的醣類）皆稱作寡醣。

也就是說，乳糖、蔗糖、麥芽糖也算是寡醣的一種，感覺比想像中的「常見許多」。

再者，由於寡醣包含雙醣類到10個單醣組成的醣類，所以種類繁多。舉例來說，據說在母乳中便內含130種左右的寡醣。

說明醣類與碳水化合物時應如何區分？

既然你已經了解上述分類了，如要對不知詳情的人說明時務必多加注意。

比方說我在醫療機構上營養課時，即便我用「正確的醫學知識」向患者說明「應減少醣類的攝取」，不少人的反應卻認為「少吃甜食就行了」。

遇到這種情形時，與其詳細說明「也有不會甜的醣類……」、「碳水化合物是醣類與食物纖維組合而成……」，一開始倒不如告訴患者「少吃碳水化合物」，例如提醒他們「像是米、麵包、麵這些不甜的食物也是屬於醣類，所以這些都要少吃」，也許對方才更容易理解。

而且，還有很多人都有根深蒂固的錯誤觀念，以為「吃水果沒關係」、「吃蔬菜沒問題」。很遺憾的是，吃水果容易發胖，血糖值也會些許上升。另外在蔬菜的部分，像是根莖類一般都內含大量醣類。

此外，過去也曾經有人提出「只要喝透明飲料就不成問題」的獨到理論。理所當然甜味的清涼飲料，即便是透明的，只要大量攝取之後還是會發胖。

水果、根莖類及清涼料通通內含不少糖分，脂肪容易囤積，關於這點建議大家應再多加留意。

「零糖」標示不誠實的原因

我們常在加工食品上看到標示著「零糖！」的產品，不過這些產品必須非常小心。這類的食品，頂多只是「糖類」為「零」，也就是說，單純表示「單醣類（葡萄糖及果糖等等）」與「雙醣類（砂糖及乳糖等等）」為零，但是既非單醣也非雙醣的「多醣類（澱粉及糖醇等）」，卻確實存在於食品當中。

基本上會在這時候使用「零糖！」這種模稜兩可的用語，就是一種不誠實的表現，可能都內含了許多添加物。希望廠商在標示時，至少用「不使用砂糖」這幾個字即可。總之建議大家別購買強調「零糖」的商品，這樣也許會比較好。

反之，既然是標示「零醣！」或是「零卡路里！」的產品，在宣傳上或是商品內容就要夠誠實。話雖如此，這類產品大多還是內含添加物及人工甜味劑，所以還是要留意攝取的份量及頻率。

醣類會讓胃停止運作？

醣類吃進嘴巴之後，經咀嚼磨碎，接下來會運送至腸胃，再經由腸道吸收！這段流程，相信大家都有概略的了解。但是進一步深入探究詳細理解的人，大概就只有醫療人員，或是與料理、營養有關係的人了。

「消化、吸收」這幾個字說來簡單，其實在我們體內的運作卻是錯綜複雜。

以物理方式施力將食物由大變小，是嘴巴的工作。再經由牙齒咀嚼，將食物磨碎。同時還會從唾液腺分泌出消化酵素「澱粉酶」消化澱粉，並分泌出另一種消化酵素「麥芽糖酶」，將麥芽糖（Maltose）分解成葡萄糖（單醣類）。

其次會從食道運送至胃，但是事實上胃並不會分泌消化酵素，所以無法分解醣類。因此當醣類進入胃之後，只會藉由胃壁的蠕動運動搓碎，而不會分解。

印象中胃會消化所有的食物，但是事實上胃並無法消化醣類。不僅如此，一旦攝取醣類之後，胃就會形成所謂「糖反射」的現象，使得運作停滯或是停止下來。因為胃有一個特性，只要攝取比胃液更濃的醣類，胃的蠕動運動就會變弱長達15分鐘以上。而且在最初的5分鐘，蠕動運動甚至會完全停止下來。

由此即可了解，為何會引發逆流性食道炎、胸口灼熱、胃消化不良以及宿醉等情形。因為大量攝取醣類之後，將長時間滯留在胃中。

當然只有果汁或是米湯這種液體狀的醣類，並不會停留在胃中這麼長的時間，這點在照胃鏡時，就可以清楚得知。

每次請患者不吃早餐再進行胃鏡檢查，就會發現胃中殘留的只有醣類和食物纖維。有些人經過2～3小時後，醣類和食物纖維就會從胃中消失，不過也有人一直長時間滯留在胃裡。

當食物進入胃的時候，胃會分泌出胃液，而且在糖反射下，胃的蠕動運動變弱之後，逆流的可能性就會增加。一旦逆流，胃液就會流到位於胃上方的食道，形成食道炎，也就是在此時會感到胸口灼熱。

事實上我也是因為醣類攝取過多腹胖之後，嚴重胸口灼熱於是每天都得服藥才能抑制強烈胃酸。自從我開始減醣之後，不但輕鬆擺脫胸口灼熱的症狀，也不再需要服藥了。這就是過剩的醣類乃萬病之源的其中一例。透過限醣飲食，逆流性食道炎就不容易發作了。

包含宿醉也是因為過剩的醣類加上酒精才會如此，所以宿醉同樣只要排除醣類及食物纖維，就不容易發生。

說明完胃之後，再來看看腸道的部分。

腸道大致上可區分成小腸（十二指腸、空腸、迴腸）、大腸、直腸這3個部分。醣類主要是在小腸當中的空腸進行消化。空腸約有小腸2/5的長度，由於內容物通過的速度較快，內部大多是空無一物的狀態，所以才會取名作空腸。

醣類被空腸吸收的時候，主要會分解成單醣類的狀態再加以吸收，接下來會隨著血液運送至肝臟。**這時候「血液中葡萄糖」的濃度，就是所謂的「血糖值」**。

經由腸道吸收後的葡萄糖等營養，須靠名為「門脈」的靜脈系統來運送，算是專門運送營養的管道。除了醣類之外，胺基酸等營養也是經由門脈運送至肝臟。另外脂質並非透過門脈來運送，而會進入淋巴管中進行運送。

接著再將話題轉回葡萄糖。被運送到肝臟的葡萄糖當中，約50%會直接儲存於肝臟，但是葡萄糖直接儲存起來的話，對人體來說會變成「劇毒」，因為葡萄糖會與周遭的物質緊密結合難以分離，而且當葡萄糖的濃度上升，就會開始吸取周圍的水分。所以葡萄糖在肝臟內會轉變成「肝醣」的形式，再儲存於肝臟。而肝醣會視需求再次轉變成葡萄糖，從肝臟釋放到血液當中。

葡萄糖通過肝臟之後，會經由靜脈運送至心臟，接著再隨著動脈運送至全身上下。此時正確的流程是小腸→門脈→肝臟→靜脈→心臟→肺→心臟→動脈再到全身，也會流經肺。

接下來全身的細胞，才能從血管吸收葡萄糖作為能量來源。

細胞內存在葡萄糖專屬通道

「細胞會吸收葡萄糖」這句話，大家都不陌生吧。話說細胞是如何吸收葡萄糖的呢？

大家都明白，細胞應該無法大口咀嚼葡萄糖，難道葡萄糖是自己滲透進細胞裡的嗎？

確實有些物質會通過細胞膜滲透進細胞裡。例如氧氣以及二氧化碳等就會通過細胞膜，由「高濃度」往「低濃度」移動，尤其在通過細胞膜時，甚至不會使用到能量，而是自行移動。

話說葡萄糖又是如何通過細胞膜的呢？其實是經由位於細胞膜的專屬通道來通過細胞膜。葡萄糖的專屬通路，稱作「GLUT」，GLUT是「Glucose transporter（葡萄糖運輸蛋白）」的簡稱，這種GLUT有各種類型，過去聲稱有7種類，目前已知從GLUT1～12為止，加上「HMIT」共計13種類。

本章節將聚焦在13種類的GLUT中，格外有名的「GLUT1」與「GLUT4」為大家解說。

葡萄糖的通道「GLUT1」是什麼？

GLUT1當中具有一大特徵，和其他GLUT格外不同，就是「沒有胰島素也能吸收葡萄糖進入細胞中」。

總而言之，**GLUT1在細胞膜的細胞裡，即使缺乏胰島素還是能將葡萄糖吸收到細胞之中。在人體內，也是主要存在於會將醣類作為能量優先使用的組織之細胞膜中，具體來說包含紅血球、大腦、腎臟、癌細胞等等。**

再者，會註明「主要」二字，是因為幾乎所有的細胞都存在GLUT。尤其在紅血球的細胞內，並沒有線粒體可將脂質也轉換成能量，因此能量來源只有醣類。所以在紅血球中，GLUT1存在的比例最高。

此外，**GLUT1在飢餓狀態或罹癌時也會增加。眾所皆知，各種癌症都是以葡萄糖作為能量來源，還會利用葡萄糖的代謝產物增生。此時就是GLUT1，會促使細胞吸收葡萄糖**。

關於GLUT1的數量，目前可藉由研究室檢測出來，但在醫療機構仍無法進行檢測。

葡萄糖的通道「GLUT4」是什麼？

GLUT4大多存在於肌肉當中的骨骼肌、心肌以及脂肪細胞裡。即便同為肌肉，但在腸胃、血管及膀胱等處的「平滑肌」中，GLUT4的數量並沒有那麼多。

GLUT4的特徵與GLUT1相反，就是「必須有胰島素」才能將葡萄糖吸收到細胞內。而且和GLUT1的差別，在於GLUT4平時是存在於細胞的「內部」。當胰島素釋出之後，GLUT4才會移動到細胞表面，也就是細胞膜上，葡萄糖再通過GLUT4從血液進入到細胞內，這就是經由GLUT4吸收葡萄糖的過程。「葡萄糖專屬通道」的零件竟然會在細胞中靈活移動，實在難以想像呢。

只不過，關於「GLUT4會在細胞內移動」這部分，仍處於眾說紛紜的研究階段，還是存在許多未知的領域。

超夯話題「減肥藥物」的名稱源自葡萄糖專屬通道「SGLT」!?

除了GLUT之外，在小腸及腎臟的局部細胞中，還存在所謂「SGLT（鈉依賴型葡萄糖共同運輸蛋白）」這種鈉和葡萄糖的專屬通道。

相信很多人都耳聞過這股旋風，與那號稱「能減肥的糖尿病藥」，也就是知名的「SGLT2抑制劑」有關係。

具有SGLT的細胞外頭存在許多鈉，當鈉進入細胞內的時候，葡萄糖也會一起進到細胞裡。在人體中還有好幾種像這樣「一起運送」的物質，這些統稱作「同向運輸蛋白」。

ＳＧＬＴ當中，共有ＳＧＬＴ１與ＳＧＬＴ２，存在於腎臟細胞膜中的主要為ＳＧＬＴ２。

有一種藥物，會阻礙這種ＳＧＬＴ的運作，將葡萄糖排出到尿裡頭，使血糖值下降，這種藥物顧名思義就叫作「ＳＧＬＴ２抑制劑」。除了單純使血糖值下降之外，還能預防心臟及血管疾病，因此十分受到矚目。

可是這種藥物具有各種副作用，例如會有脫水、心肌梗塞及腦梗塞的風險，還會出現酸中毒，體重也只會減少幾公斤而已，所以不可以單純用作減肥藥物。

ＳＧＬＴ２抑制劑內含「２」這個字，可是基本上不管是哪種藥，連同「ＳＧＬＴ１」的運作都會受到阻礙，至於「單純阻礙ＳＧＬＴ２」的效果到何種程度，則依各製劑而異。

其實目前備受矚目、極受重視的是ＳＧＬＴ，坦白說自１９０２年發現ＳＧＬＴ的存在之後，過去曾經超過半世紀，完全被人遺忘。像這樣被置之不理逾50年後，再次應用ＳＧＬＴ研發出來的ＳＧＬＴ２抑制劑，竟然在２０１９年於日本國內創下了高達７百億日圓的業績。

本以為「微不足道」、「不值一提」的事情，卻是重中之重，這種情形司空見慣。大家身邊「微不足道」、「不值一提」的事情，事實上說不定就是改變世界的關鍵。

這時候或許有人會心想：「既然ＳＧＬＴ都已經研發成藥物了，ＧＬＵＴ應該也可以製成藥物吧？」但是很可惜的是，現在還無法製成藥物。因為ＧＬＵＴ誠如前文所述，「一旦ＧＬＵＴ受到抑制將形成嚴重問題」。

以ＳＧＬＴ２為例，即便運作受到阻礙，基本上只是尿液中有糖存在而已，將尿液排出即可解決。但是阻礙ＧＬＵＴ１的話，紅血球將無法吸收能量來源到細胞內，結果紅血球的細胞將無法生存，因此會攸關性命。同理可證，一般認為對於其他的ＧＬＵＴ也不適合加以阻礙。不過目前真的有ＧＬＵＴ抑制劑的存在，一般用於動物實驗上。

胰島素會使人變胖＝脂肪細胞會變大

現在為大家說明到細胞內葡萄糖的專屬通道GLUT4後，終於有一件事得以釐清，就是為什麼胰島素會使人變胖？

關於這一點，其實前文已經大略說明過了。

「GLUT4大多存在於脂肪細胞當中。」

「GLUT4缺少胰島素便無法吸收葡萄糖。」

原因就是這2點。

「變胖」就是意指「脂肪細胞變大」。而且以BMI來說，「27以上」不只是「身材大一號」而已，還意指「脂肪細胞數量增加」的狀態。

BMI超過27之後，單靠脂肪細胞體積變大並無法使體重變重，也就是說，這時候

「脂肪細胞的數量」增加了。

「細胞數量會一直增加」，其實就是你胖到某種程度以上，就會很難瘦下來的原因之一。

而且只要「變胖到一定程度以上」，「細胞數量增加」的事實也就了然無疑了。

（資料來源：https://jams.med.or.jp/event/doc/124071.pdf）

然後到了這種地步，脂肪細胞為了貯備營養，一定少不了胰島素的運作。**在胰島素作用之下，葡萄糖持續被吸收到脂肪細胞內之後，結果就會發生「體積變大」與「數量增加」的情形。這點正是胰島素之所以被稱作「肥胖賀爾蒙」的緣由。**

為了將脂質儲存於脂肪細胞內，胰島素也是休戚相關。

反過來說，只要沒有胰島素，葡萄糖就不會一直被吸收到脂肪細胞裡，人就不會變胖。

本書主題要探討的是「消除內臟脂肪」，現在大家應該明白胰島素如何發揮重要角色了。

脂肪細胞的數量有可能減少嗎？

既然脂肪細胞會變大而造成肥胖，那麼關於脂肪細胞的數量又有哪些特徵呢？「脂肪細胞的數量，在小時候就已經決定好了，幾乎一輩子都不會改變」，這句話大家時有所聞。

但是**直到最近才發現，原來「脂肪細胞的狀態會改變」**。而且也是經由下述這樣的研究才開始得知，脂肪細胞會視肥胖的程度千變萬化。這項研究是「實際運用顯微鏡觀察逾１００人的脂肪細胞」，所以可信度可是說相當之高。

「佐賀大學教授（當時）杉原甫於２００３年舉行的日本醫學會座談會上，曾以『肥胖的科學』為主題，提出肥胖會以【肥大優勢→肥大、增殖→增殖優勢】的方式進行。」

（資料來源：日本醫學會　第１２４屆日本醫學會座談會演講主題「肥胖的科學」７１－８１）

所謂的ＢＭＩ值，這個用語在本書已經出現過若干次了，其計算公式如下所示。

BMI＝體重（kg）÷身高（m）÷身高（m）

例如：身高160cm（＝1.60m）、體重60.0kg的人

BMI＝60.0÷1.60÷1.60＝23.4

方才的研究認為，脂肪細胞可透過這個ＢＭＩ值大略區分出狀態。以ＢＭＩ20∫22的正常體重為例，脂肪細胞會呈現球形，直徑為70∫90μｍ（微米）。

當ＢＭＩ為27∫30的時候，脂肪細胞的體積會變大，直徑將變成100∫140μｍ。而且因為十分密集的關係，毫無空隙形成球形，而會變成類似玉米粒的形狀，呈現緊密填塞的狀態。

接下來，當ＢＭＩ來到30∫39，再加上脂肪細胞體積變大與形成玉米粒形狀的填塞狀態，最終脂肪細胞就會正式開始增加。此外當ＢＭＩ超過40之後，會觀察到脂肪細胞將進一步大幅增加。在顯微鏡下觀察的時候，大多會發現到小型脂肪細胞以及纖維母細胞一直在增加。

脂肪細胞的壽命達10年

ＢＭＩ超過30之後就會非常難瘦下來，就是因為這個緣故。只有脂肪細胞體積變小的情形下，並無法完全消除脂

肪，因此在這個狀態下，必須耐心等待脂肪細胞的數量減少。

話說需要多久時間，脂肪細胞的數量才會減少呢？其實脂肪細胞的「壽命」長短可以作為參考的指標。

2008年一名瑞典的研究者計算出脂肪細胞的壽命，結果竟然長達10年。

（資料來源：http://www.jasso.or.jp/data/message/message_1701.pdf）

也就是說，BMI超過30之後，「努力執行飲食療法到了一定的程度，脂肪細胞的體積就會恢復原狀，體重便會減輕（幾個月～幾年左右）。想要讓體重繼續下降的話，必須減少脂肪細胞的數量，若要達到這個目標，最長須花費10年左右的時間。」所以說必須長期抗戰。

話雖如此，**10年的壽命還剩下多少，其實每個細胞各不相同，所以體重並不會經過10年後突然減輕，而是隨著壽終正寢的細胞階段性消失而減輕。也許有些脂肪細胞剩下1年的生命，有些脂肪細胞還能存活9年之久。**

長年一直過度攝取醣類的「習慣」，並不會那麼順利在短時間內改過來。

而且該怎麼做才能減少脂肪細胞的數量，目前仍未有確切的研究結果提出。雖然我們也會發現網站上的網路文章一再明確指出「（減肥後）脂肪細胞的數量不會減少！」等論點，卻缺少任何可靠的證據。既然脂肪細胞的數量會增加，也就十分有可能會減少。

再說如果有重度肥胖這方面「後天增加」的條件、狀況，也許也會有「後天減少」的條件、狀況。說不定除了「脂肪細胞的壽命終結」之外，還有其他條件使脂肪細胞的數量減少。

但是以現狀來看，還不清楚「使數量減少」的條件為何，不過無論如何，還是少不了「改變飲食」這項基本條件。

而且大家都知道間隔一定期間（以週為單位），反覆進行24～48小時左右的間歇性斷食之後，體重就會減輕。但是並沒有研究可以確認，在這種情形下脂肪細胞的數量是否會減少。

人會發胖有這2種原因！

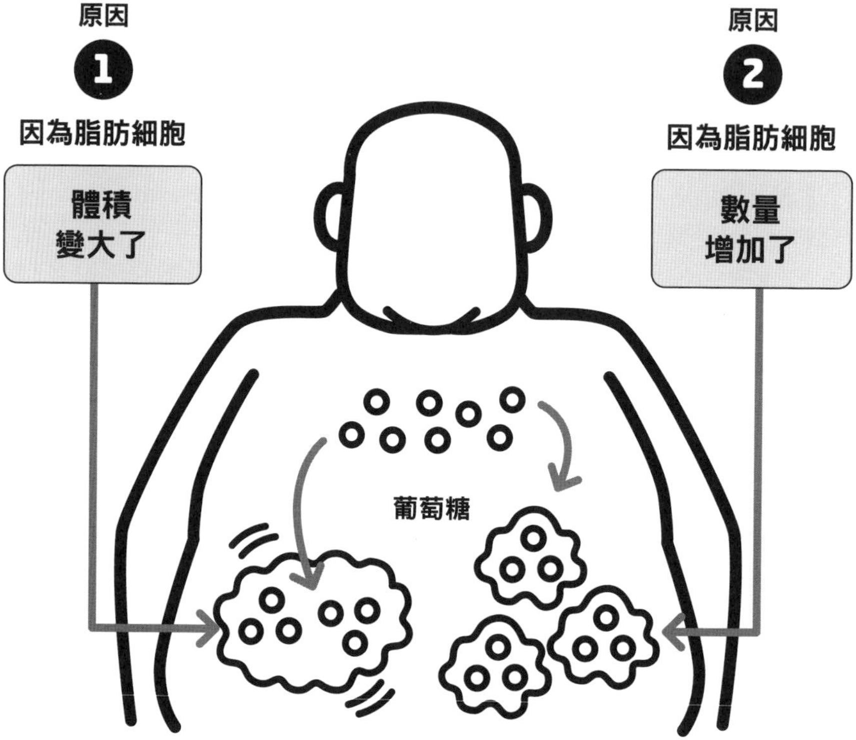

一般認為脂肪細胞「增加之後就再也減不下來，但是最近開始發現『有可能減少』」！

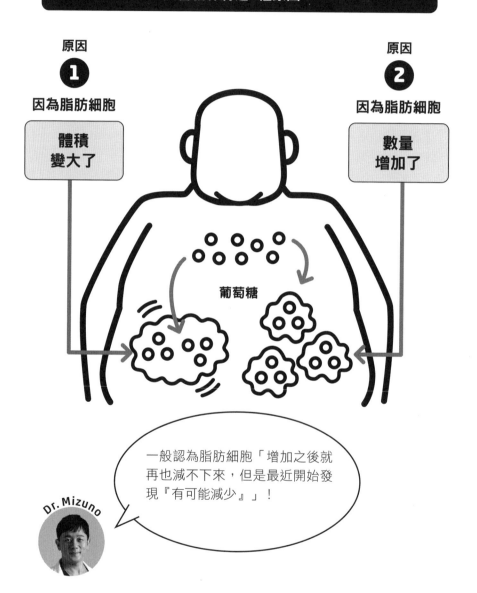

醣類轉換成能量的3步驟

前文提到下述2個重點，大家都知道十分重要：

①減少現有的內臟脂肪

↓如何運用貯存於脂肪細胞內的能量？

②避免內臟脂肪增加

↓如何減少醣類的攝取？

首先來為大家說明一下，進入細胞內的醣類會經過哪些過程轉變成能量。

將醣類變成能量時，通常會在體內經過下述3步驟。

STEP1　**糖解　進行代謝的地方：細胞質**

↓

STEP2　**三羧酸循環　進行代謝的地方：線粒體**

↓

STEP 3 **電子傳遞鏈 進行代謝的地方：線粒體**

↓

STEP 4 **產生ATP（能量）！**

上述各步驟稱作「代謝途徑」，屬於會成套發生的酵素反應。經過第3個「電子傳遞鏈」的步驟後，最終將製造出所謂的「ATP」，也就是細胞使用的能量。

再者，第1個「糖解」的步驟，會在細胞中的「細胞質」進行。而接下來的兩個步驟「三羧酸循環」與「電子傳遞鏈」，則會在堪稱細胞內能量工廠的「線粒體」中進行。這一連串的流程，就是稍微事先處理後，再送至工廠。所以為了燃燒內臟脂肪，必須使線粒體，也就是燃燒脂肪後轉換成能量的工廠運作正常才行。

想讓線粒體正常運作，需要氧氣、維生素、礦物質、蛋白質（胺基酸）等營養素。一旦缺乏這些營養素，不僅醣類無法被燃燒，也無法從蛋白質及脂質產生能量。

大家都曉得，當營養不足加上線粒體功能不佳的時候，乳酸便會逐漸囤積，體質就會傾向酸性。

結果會發生什麼事呢？體溫會下降，變得全身無力、容易疲勞，開始想要攝取大量醣類。這就是愛吃醣類、愛吃甜點，即所謂醣類攝取過多、營養不良的人常見的現象。

唯有在線粒體正常的狀態下，才能引發人類與生俱來效率極佳的代謝功能。為避免醣類形成內臟脂肪囤積在體內，必須讓身體獲得充分營養，線粒體才會全力運作。我經常把「胖子全都營養不良」這句話掛在嘴邊，就是因為這個道理。

擺脫攝取醣類後的「假性飽足感」

攝取類似甜點、主食等醣類之後，血液值就會上升。大家都知道，在這種狀態下「抗壓性」居然會增加。最有名的實驗案例，就是由美國史丹佛大學心理學講座的學生親自做過的這項實驗。

「一旦能量不足的時候，整個人就像完全失控一樣。相對來說，獲得飲品提升血糖值的對照組，卻能找回自己最佳的表現。也就是說，這些人會變得很有毅力、不會衝動、深思熟慮、為人著想。

大家可以想見，當我在課堂上向學生們提到這項研究結果之後，大家都非常開心。這真是意想不到的好消息。糖分突然變成大家最好的朋友了。沒想到吃巧克力棒、喝汽水，居然有助於自我管理！

學生們非常喜歡這方面的研究，大家都躍躍欲試親自驗證這些假說。有一個學生為了完成艱難的專案，開始片刻不離水果糖。還有其他學生將薄荷口味的口含錠放入口袋隨身攜帶，遇到冗長會議就偷偷塞進嘴裡，激勵自己長時間集中注意力超越其他同事。」（引用自《The Willpower Instinct》Kelly McGonigal著）

此外，大家也都知道，攝取醣類後會出現「幸福感」。

什麼？你不知道嗎？

如果你不知道的話，其實你會出現的「飽足感」，就是「幸福感」的一種。事實上絕大多數的人，當食物下肚後並不會出現飽足感，而是將攝取醣類後的「幸福感」誤以為是飽足感。如果試著長時間採取限醣飲食，你就會開始察覺到「食物已經進到肚子裡」，與「攝取醣類後的幸福感」有何差異了。擺脫這種攝取醣類之後獲得的假性飽足感，才有助於從醣類依存中解脫。

話說為什麼攝取醣類之後的飽足感（滿足感），會是一種假象呢？攝取醣類之後血糖值上升讓人感覺到的幸福感，不也是一種很明顯的飽足感嗎？這當中有兩個理由。第一個理由，從人類漫長歷史的角度來看，這種飽足感完全是異常現象。另一個原因，這種「幸福感」本身就是假象。

虛假的理由1：因為並非原本健全的飽足感

現代日本到處充斥著以白砂糖及麵粉等食材為代表的精製醣類，只要攝取這些醣類，血糖值就會急速飆升。

然而這種情形在人類幾萬年的歷史上，前所未見。人類會在短時間內開始大量攝取精製醣類，不過是數十年前的事情。

現在這種情形卻是稀鬆平常，但是這種稀鬆平常，對人類來說無非就是異常狀態。許多剛接觸限醣飲食的人，經常說他們「不覺得自己吃過東西」，而這種「吃過東西」的感覺，其實正是這種假性飽足感。這些人會將血糖值急速上升所帶來的「幸福感」，完全當成是飽足感。

限醣之後，就不會發生類似這種餐後血糖值急速上升的情形。因此不會再感覺到假性飽足感，所以在限醣飲食初期才會「不覺得自己吃過東西」，但是這才是原本健康的飽足感。

想要充分體會原始的飽足感，須將注意力放在食物進入到胃部這件事。注意力的焦點改變之後，只需數日，你就會開始習慣原始的飽足感。但在你習慣原始的飽足感之前，覺得吃完東西還是不滿足的時候，不妨攝取一些單純的脂質，或是少醣的蛋白質。

所謂單純的脂質，是指奶油或牛油等幾乎零醣的食物。少醣的蛋白質，以某些堅果類，或是其他某些小菜類的食物為宜。詳細內容將自第8章的蛋白質脂質飲食中再行說明。

虛假的理由2：血糖值上升帶來的飽足感本身就是虛假的感覺

其實除了「人類史上首見異常狀態＝假性飽足感」之外，還有另一個假象，就是血糖值上升所帶來的「幸福感」，這其實是「虛假的幸福感」。

攝取醣類之後血糖值會上升，血糖值上升會在腦內促使多巴胺分泌出來。在這些多巴胺作用下，會使大腦名為「依核」的部位受到刺激，而「依核」也稱作「快樂中樞」。但是大家都知道，多巴胺並非真正的幸福感，只會帶來幸福感的「預感」。雖然多巴胺與幸福感、快樂感有關係，其實並非真正的幸福感，只是會帶來這種幸福感的「預感」而已。

也就是說，多巴胺會引發「再過不久這種幸福感就會到來！」的強烈情感，事實上「幸福感」並不會在日後到來。

如何才能擺脫假性飽足感？

想在餐後體會這種「假性飽足感」，這點也是會使人有醣類依存的要素之一。限醣飲食如果想要好好堅持下去，重點在於充分掌握「食物已經進到胃裡」這種原始的飽足感。如果總是無時無刻一味追求「假性飽足感」，你就會不停吃東西直到血糖值上升為止。

而且食物進到胃之後，直到血糖值上升為止，之間會有時間差。吃東西很快的人，往往還是會在這段時間差內攝取醣類。俗話常說「吃東西很快的人會胖」，就是因為在血糖值上升之前的這段時間，還會繼續攝取醣類的關係。

當然此時胰島素依舊會不斷分泌出來，因此體脂肪也會一直增加。而且當胰島素大量分泌出來之後，血糖值會急速下降，所以餐後才過2小時，又會開始感覺到強烈的空腹感。

「明明吃了那麼多東西，怎麼又餓了」，這種現象就是因為這個原因。沒有間隔一段時間便繼續攝取醣類，將引發這樣的「惡性循環」（參閱左頁），而且一般都會發生在重度肥胖的人身上。

想要斷絕這種「惡性循環」，一開始就必須避免「過度攝取醣類」。因此須確實控制醣類的攝取，將注意力放在「食物已經進到胃裡的感覺=原始的飽足感」。而且當你覺得吃完東西還是不滿足時，如前文所述，請攝取一些單純的脂質或是少醣的蛋白質。

只要有足夠的食物進到胃裡頭，就代表有吃飽了。珍惜這種「原本健康的飽足感」，才能實現限醣生活。

過度攝取醣類引發的惡性循環

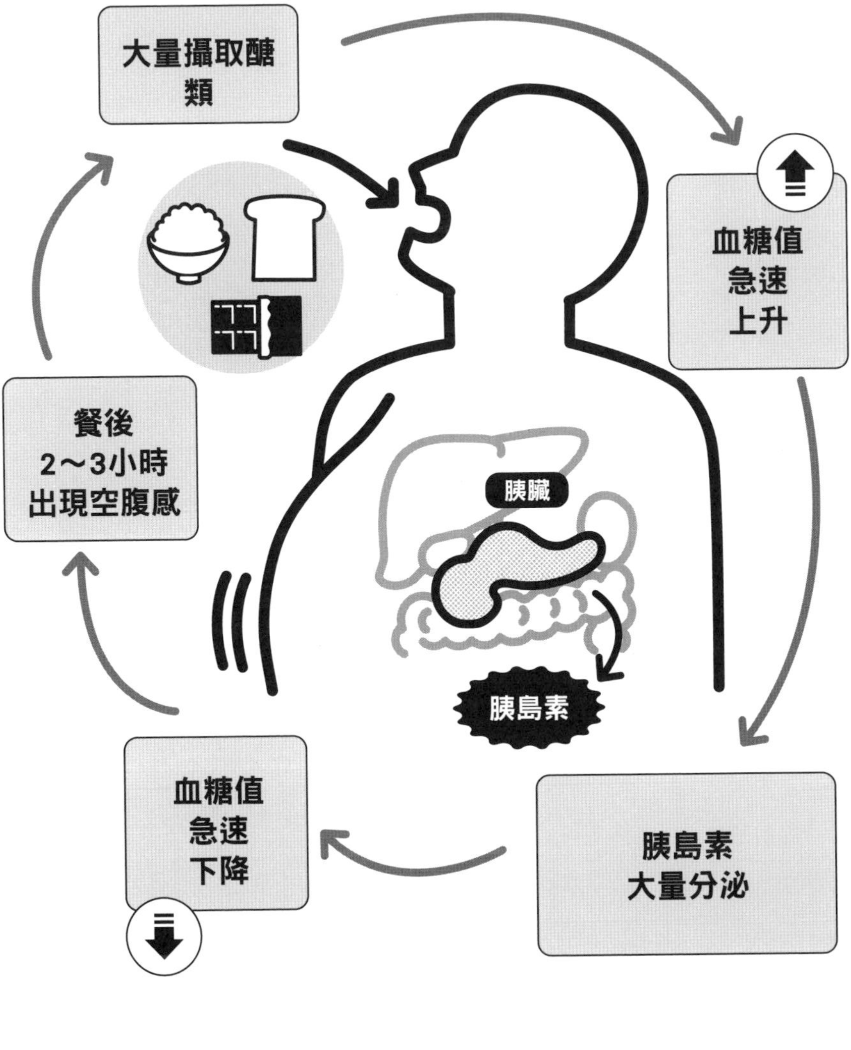
大量攝取醣類
血糖值急速上升
胰臟
胰島素
胰島素大量分泌
血糖值急速下降
餐後2～3小時出現空腹感

第4章

為什麼會變成「內臟脂肪不會燃燒的體質」

啟動脂肪燃燒循環過程的營養素有哪些？

內臟脂肪不會燃燒的人全都「營養不良」

想避免內臟脂肪增加的方法，參閱前面章節就會了解，必須展開限醣飲食才行。只不過光是這麼做，並無法減去已經囤積在體內的內臟脂肪。因為原本的日常飲食就會使內臟脂肪增加的人，幾乎都已經變成「內臟脂肪不會燃燒的體質」了。也就是說，即便想要燃燒內臟脂肪，但是體內的燃燒裝置已經損壞而無法燃燒脂肪，因此內臟脂肪才會一直囤積在身上。

而且現在有許多日本人的「燃燒脂肪的裝置」，都出現了異常。

本章將帶領大家來一探究竟，看看為什麼會出現這種脂肪燃燒的異常現象？還有你為什麼會變成內臟脂肪無法燃燒的體質？

首先要來回答大家，你會變成內臟脂肪無法燃燒的體質，原因就是缺乏下述這些營養的關係。

- **蛋白質不足**
- **鐵質不足**
- **維生素不足**
- **礦物質不足**
- **肉鹼不足**

接下來再依序為大家說明。

【脂肪燃燒的異常現象．之一】蛋白質不足

包含兒童、青年，甚至是中高齡及高齡者，硬要說每個年齡層的日本人都有總蛋白不足的問題也不為過。

構成身體的成分當中，水加上蛋白質再加上脂質就占了9成。當體內蛋白質不足的時候，不管如何調養，身體狀況以及病況都不會改善。在現代的日本人眼中，如此重要卻又嚴重受到輕視的營養素，可說除了蛋白質之外別無其他。

本書要再三強調，

「蛋白質是最重要的營養素」

很多人也許完全無感，但是絕大多數的營養師及醫師都明白這點事實。

「燃燒脂肪的裝置」，也是由蛋白質所組成。在蛋白質不足的狀態下，即便「燃燒脂肪的裝置」老化出狀況，也無法修復。

人類的身體成形之後，一定會逐漸老化出問題，所以會不斷重複「損壞、再造」的循環。無論毛髮、皮膚、血液還是內臟，經常都是製造後毀壞，破損後再造，反覆進行著。「燃燒脂肪的裝置」也同樣必須歷經這個循環。

但是一直處於蛋白質不足的狀態下，循環便無法反覆進行。就和建築物蓋好後沒有維護一樣，馬上就會變得破破爛爛。

而且在蛋白質不足的情形下，甚至連故障都無法好好修復。

此外，如果在蛋白質不足的時候仍進行限醣飲食的話，將演變成能量不足的情形。基本上蛋白質必須靠肉類、蛋類、乳清蛋白這3種食物來補充。關於這部分，將於「蛋白質脂質飲食」的章節再行詳細說明。

蛋白質非常重要，卻很容易被人忽視，因此許多日本人都有蛋白質不足的問題。除了肌肉發達的人以外，我認為絕大多數的人都是蛋白質不足。

肌肉發達的人，一般都會攝取非常大量的蛋白質。通常運動員還有健身選手每天攝取的蛋白質公克數，便高達體重（公斤）的3倍左右。舉例來說，如果是體重60公斤的人，60乘以3倍之後會攝取到180公克的蛋白質。

反觀一般的日本人，現在實際攝取的蛋白質公克數甚至不到體重（公斤）的1倍。因此，**針對蛋白質不足的人，我會建議他們攝取體重2倍的蛋白質。如果是體重60公斤的人，1天就應攝取60×2倍的120公克蛋白質。**

等到蛋白質不足的問題解決之後，可以稍微減量攝取，只是很遺憾的是，實際上很難解決蛋白質不足的問題。

尤其是長年蛋白質不足的時候，再加上是素食主義者且身材纖瘦的人，蛋白質不足的問題會更加棘手，所以往往會陷入「無法攝取蛋白質」的窘境。

因此想要解決蛋白質不足的問題，普遍都要花費好幾年的時間。

【脂肪燃燒的異常現象・之二】鐵質不足

繼蛋白質之後，第二重要的就是「鐵質」。

方才已經說明過了，「燃燒脂肪的裝置」就是由蛋白質所組成。

鐵質則是在燃燒脂肪的裝置內，用來燃燒脂肪的必需營養素。

前文一直提到的「燃燒脂肪的裝置」，正確來說是指細胞內的「線粒體」。研究發現，線粒體會在原始細胞的階段進入細胞內，從細胞中存在類似線粒體這種細胞的概念，進而提出了線粒體會與人體「共生」的論點。

線粒體的大小約0.5～10μm，一個人體細胞中存在數百至數千個線粒體。所以人類每一個小小的細胞裡，有著無數的線粒體。

在這些線粒體當中，可以代謝醣類、脂肪酸及蛋白質等營養素，再轉變成能量。包含將醣類轉換成蛋白質的糖質新生，也是在線粒體內進行。

人類全身的細胞裡頭，唯一不存在線粒體的就只有紅血球，除此之外的所有細胞當中，都有線粒體的存在。據說以重量來看的話，大約占了一個人體重的10%重量，份量實在很多。

但是鮮為人知的是，絕大多數的女性，以及患有代謝症候群、生活習慣病、心理疾病的許多男性，都有鐵質不足的問題。

過去我曾好幾次在數本著作中提到這個現象，許多熟知這個問題的責任編輯到醫療機構檢測自己的血液之後，證實所有人都有鐵質不足的問題。尤其在女性當中，要找到一個沒有鐵質不足問題的人，可說難若登天。

關於鐵質不足的異常現象，已經成為日本如此深刻的社會議題。不過還是有許多人不了解這件事的嚴重性，甚至很多人根本不知道自己鐵質不足，一直深受各種症狀所擾。

132

鐵質不足真的很可怕

在日本會有這麼多人鐵質不足，與下述五個「日本風俗人情」有關係。

①食物中未添加鐵質
②醫療機構也認定「無異常」
③堅持蔬食主義的錯誤決策
④日本才有的奇特鐵質營養補充品
⑤從母體吸收的鐵質不夠充足

接下來依序為大家說明。

鐵質不足的原因① 食物中未添加鐵質

大家知道，歐美政府規定必須在麵粉中添加鐵質嗎？在許多國家都有同樣的政策規定，必須在食品中添加鐵質。

各國添加鐵質的規定如下頁所示。

麵粉：美國、加拿大、英國、瑞典、土耳其、泰國、斯里蘭卡、中南美等22個國家
精製糖：瓜地馬拉
玉米粉：委內瑞拉、墨西哥
鹽：摩洛哥
米：菲律賓
醬油：中國
魚露：越南

有這麼多的國家都在食品中添加鐵質，然而日本卻沒有添加鐵質的規定，結果才會導致多數日本人都鐵質不足。

鐵質不足的原因② 醫療機構也認定「無異常」

不少人鐵質不足的問題變嚴重後，就會開始出現各式症狀。只要症狀惡化，一定會上醫療機構求診，可是經由各項檢查後，醫生卻還是會認定為「無異常」。

譬如嚴重頭痛的話，會進行ＭＲＩ或ＣＴ等影像檢查，有時也會進行腦波檢查，不過近來這類檢查有減少的趨勢，另外甚至有人會抽血檢查，只是有時候結果都是

「無異常」。

日本並沒有發現很多鐵質不足的案例，會被判定為鐵質不足的人，僅有最重症的鐵質不足，而且是已經出現貧血的情形，這時候體內的鐵質通常已經非常接近零了。而且多數鐵質不足的人，並不會嚴重到出現貧血。

舉例來說，過去我在任職的醫療機構門診時，曾於10天內為6名女性患者做過鐵質相關的檢查，結果整理出以下數據。「Hb（血紅素）」為血液的紅色素（血紅素）；「鐵蛋白」別名叫作「儲鐵蛋白」，一般會反映出細胞中的鐵質含量。

Hb11.5、鐵蛋白9
Hb12.0、鐵蛋白7
Hb12.0、鐵蛋白8
Hb12.3、鐵蛋白6
Hb12.5、鐵蛋白13
Hb14.2、鐵蛋白9

女性血紅素（Hb）的標準值大致為11～14g／dL。每家檢驗公司的標準值略有不同，而這家檢驗公司的血紅素標準值為11.2∫15.2g/dL。

另一方面，當鐵蛋白（單位：ng/ml）在40以下，就是最重症的鐵質不足。健康人士的數值會在100以上。

短短10天時間的檢測情形就能觀察到上述情形，所以我想大家應該了解，一般人有多麼輕忽鐵質不足的問題了。

話說回來，前文提到日本並沒有在食物中添加鐵質的習慣，結果造成許多人都有鐵質不足的問題。

其實當事情演變自此，這個「標準值」已經開始發生變化。大家知道這些「標準值」、「標準範圍」是如何決定的嗎？大致來說，就是將沒有生病看似健康的人聚集起來，其中95％的人都符合的範圍即為「標準值」、「標準範圍」。

當多數的日本人都是鐵質不足時，鐵質（尤其是儲鐵蛋白＝鐵蛋白）的數值也會下降，理所當然診斷的「標準值」也會下降。與在食物中會添加鐵質的國家相較之下，這些標準值的差異一目了然。

在美國知名醫療機構梅奧醫院，將女性的鐵蛋白標準值定為11～307ng／ml。

（資料來源：https://www.mayoclinic.org/tests-procedures/ferritin-test/about/pac-20384928）

反觀日本醫療機構（應該稱之為檢驗公司）的標準值，則是4～96ng／ml，即便是高一點的標準值，充其量也不過是150ng／ml。

因此，就算在醫療機構驗血檢測鐵蛋白，結果雖然是100以下的「鐵質不足」，還是會被判定為「在標準值內＝無異常」。甚至於重症的鐵質不足，鐵蛋白在40以下的人，也是屬於「在標準值內＝無異常」。所以縱使有鐵質不足，出現了相關症狀，在絕大多數的醫療機構會做出「經各項精密檢查後無發現異常」、「未發現特殊原因」的結論，都是萬分常見的現象。

以現狀來看，日本鐵蛋白的標準值與美國相較之下只在「一半以下」，老實說「鐵蛋白數值已經低到不健康的程度」，現實原因正是源自日本人鐵質不足異常增加的關係。

當營養相關的問題成為主要原因時，經常演變成這種「經各項精密檢查後無發現異常」、「未發現特殊原因」的結果。

鐵質不足，當然只能靠補充鐵質加以改善。吃再多種藥，如果沒有補充鐵質的話，症狀永遠不會消失。明明是因為鐵質不足導致頭痛，實際上卻有醫生開了好幾種藥給病人吃，甚至有大醫院的專科門診還開立「抗癲癇藥」的處方。

其實補充鐵質就能改善症狀，卻不好好補充鐵質而持續就診，這樣永遠都無法解決問題。然而日本絕大多數的醫療機構在治療鐵質不足的患者時，都是這樣的情況。

我曾經實際為一名醫療機構的女性職員看診過，她頭痛到需要向醫院請假，但在補充鐵質之後，後來就不會再痛到必須向醫院請假了。

「是否需要補充鐵質？」只須做出這樣的判斷，結果將大大不同。這並非我在誇大其辭，人生真的會因此改變。

鐵質不足的原因③ 堅持蔬食主義的錯誤決策

每次我在門診時告訴患者「你鐵質不足」，經常聽到的回應卻是：

「這樣我只要多吃菠菜就行了吧？」
「這樣我只要多吃羊栖菜就行了吧？」

菠菜當中的確內含鐵質，但是這屬於「植物性的鐵質」。植物性的鐵質與動物性的鐵質構造不同，而植物性鐵質的吸收率，竟然不到動物性鐵質的「1／5」，這點事實卻鮮為人知。你每天吃得下4大桶菠菜嗎？所以根本不切實際。

那麼印象中同樣富含鐵質的「羊栖菜」又是如何呢？

以前的羊栖菜確實含有大量鐵質，但是這並不是指羊栖菜本身鐵質含量多，而是在事前處理的步驟習慣使用鐵鍋的關係。現代已經改用鋁鍋或不鏽鍋在烹調，幾乎不會促使羊栖菜富含鐵質。當然用鐵鍋烹調的話，不僅羊栖菜，其他料理都能攝取到某種程度的鐵質。

另一方面，大量內含動物性鐵質最具代表性的豬肝又是如何呢？豬肝是屬於吸收率佳的動物性鐵質，似乎可使身體補充到鐵質，但是這些份量足夠嗎？

鐵質不足的人，1天需要100mg左右的鐵質才能解決鐵質不足的問題。我有一些鐵質嚴重不足的患者，他們當中甚至有好幾個人，1天需要服用止血劑與鐵劑300mg，才得以勉強維持體內的鐵質。例如在生理期時出血量多，或是有子宮肌瘤等疾病的人，由於出血量也會增加，就會變成這種情形。每１００g豬肝內含４～１３mg的鐵質，也就是說，已經有鐵質不足現象的人，豬肝也是每天必須吃上數公斤才行。

由此可見，我認為單純要解決鐵質不足的問題，從飲食中攝取鐵質根本不切實際。

鐵質不足的原因④ 日本才有的奇特鐵質營養補充品

誠如前文所言，如果靠食物無法解決鐵質不足的問題，實際做法還是只能選擇營養補充品了。但是在這個部分也發揮了「日本的獨特風格」。關於這部分目前知道的人不多，在此為大家詳細解說。

目前全世界流通的鐵質營養補充品，幾乎都是「螯合鐵」這種類型的鐵質。螯合鐵有別於人體內的鐵（＝血紅素鐵），構造稍微單純一些。另外醫療機構提供給患者的鐵劑，構造與這種螯合鐵及血紅素鐵都不相同。

為大家整理一下，鐵質相關的營養補充品還有處方藥，全部可分成下述這三種。

①血紅素鐵
②螯合鐵

③醫療機構提供的鐵劑

以物質的大小而言，順序如下所示。血紅素鐵的構造最大，醫療機構開立的鐵劑構造最小，而人體當中的鐵（＝血紅素鐵），說穿了就是「在巨大構造中包覆著1個鐵原子」的狀態。

另一方面，相較於血紅素鐵，螯合鐵是用更簡單的胺基酸將鐵原子包覆起來。螯合鐵光憑全世界都有販售這一點看來，優點就是很容易取得，並具有每單位含鐵量多，吸收率佳，有益腸胃的特性，而且還有價格相對便宜的優勢。

再者，醫療機構開立的「鐵劑」處方，只有檸檬酸連著鐵原子，因此作用更直接。相對價格便宜，且每單位含有大量鐵質，只是缺點是「會引發腸胃不適」，儘管已進行各項加工盡量改善腸胃不適現象，但是比起螯合鐵，服用之後還是容易出現噁心想吐等不適感。

說到目前日本市面上有販售的鐵質營養補充品，就是血紅素鐵。依照先前的說明，血紅素鐵與人體中存在的鐵質相同，感覺對身體十分有益對吧？從某方面來說，的確是如此。

在各種能口服攝取的鐵質當中，血紅素鐵的特色就是最不容易造成腸胃不適。但是血紅素鐵的吸收率與螯合鐵不相上下，而缺點是價格相對較高，內含鐵質較少。我實際看診過好幾名案例，他們已經持續服用高濃度血紅素鐵營養補充品好幾年了，可是鐵質不足的問題卻完全沒有改善。因此我認為血紅素鐵的含量太少，幾乎無法解決鐵質不足問題。

再加上日本目前並未許可販售螯合鐵營養補充品，所以最好選擇外國製造的產品。

鐵質不足的原因⑤ 從母體吸收的鐵質不夠充足

參閱鐵質不足的原因①至④後，大家應該明白日本有多麼與眾不同了。在這種情況下，當然絕大多數生育孩子的母親都是鐵質不足。接下來這點恐怕也是鮮為人知，其實懷孕及生產，還有後續的哺乳，都需要非常多的鐵質，甚至超乎一般人所想像。

現在和大家分享一個案例，由此即可了解鐵質對人類的重要性。

以前我曾經負責一名女性的不孕症療程，她從懷孕前便積極攝取鐵質等營養素，後來終於順利懷孕了。接下來在每一個階段的檢查中，她都會抽血檢測鐵蛋白的數值，可是即便已經攝取了自認份量充足的鐵質，檢測數值卻還是大幅下降，這點就連我也十分驚訝，至今依舊深深難忘。之後她平安生產，還將她的孩子帶來給我看，讓我非常開心。

現在我終於明白，就算從懷孕前就已經開始做準備，但是直到生產前還是需要非常大量的鐵質。而且生產後仍持續需要大量鐵質，因為一開始哺乳之後，便需要大量鐵質來製造母乳。這段期間，即便母親體內的鐵質不足，在人體的運作機制下，母體還是會不斷攫取自身的鐵質，將鐵質提供給孩子。但是母體提供的鐵質仍有其極限，當母體的鐵質枯竭時，孩子自然就會演變成鐵質不足。在某些情形下，甚至很有可能發生「自胎兒時期便長期鐵質不足」的問題。

在日本，當孩子有鐵質不足的問題時，母親也一定需要攝取蛋白質與鐵質。如果沒有解決母親蛋白質、鐵質不足的問題，孩子蛋白質、鐵質不足的問題也一定無法解決。

相信大家應該明白，在日本這種獨特風俗層層相疊下，「鐵質不足」已經演變成非常根深蒂固的問題了。這個問題說來很簡單，但在現代日本社會，卻是非常難以動搖的棘手議題。

【脂肪燃燒的異常現象・之三】 缺乏維生素

繼內臟脂肪囤積愈多的人，除了蛋白質、鐵質之外，維生素不足的情形也很顯著。缺少維生素的幫助健全代謝的話，燃燒脂肪的力道也自然而然變衰微。

現代日本「正常飲食」的觀念，主張「三餐確實攝取主食」。最具象徵性的一點，就是連消費者聽認可的「特定保健用食品」上，也明定須加上「均衡飲食習慣以主食、主菜、副菜為基本」的標示。像這樣「醣類爆量」的飲食當中，其他各種營養素必然不足。

第一個原因是，體內並無法蓄積維生素B群與水溶性維生素C。其他的脂溶性維生素雖然可以儲存在體脂肪，但是以B群及C為例，哪怕你再拼命攝取，用不完的部分還是會直接經尿液排出。

相信很多人服用營養補充品或保健飲品後，都看過尿液顏色變黃的情形，那就是維生素B2的顏色。很懂得如何攝取維生素的人，也會檢查尿液變黃的程度，判斷自己攝取的維生素Ｂ群是否發揮功效。

所以首先應積極攝取這些身體容易缺乏的維生素Ｂ群和維生素Ｃ，這樣你才能站在起跑線上，進一步實現可以燃燒脂肪的體質。而且誠如前文所述，由於維生素Ｂ群和維生素Ｃ都是身體無法蓄積的營養素，所以必須每天攝取才行。

單靠飲食無法滿足維生素需求量

每當我這樣說明之後，經常會有人問我：「到底該吃些什麼東西才好呢？」很遺憾的是，單靠飲食想要充分攝取人體必需的Ｂ群和Ｃ，可說幾乎是不可能的事。

舉例來說，如果要攝取維生素Ｃ，每天最少必須吃１３０個檸檬才行。Ｂ群也是一樣，完全從飲食中攝取根本不切實際，因為經過仔細計算，像是內含B1、B2、B3等各種維生素Ｂ的食品，每天須以公斤為單位加以攝取才行，正常根本吃不完這些量。

實際上維生素還是要善用營養補充品，才能有效攝取。

但在日本市面上所販售的許多產品，我坦白說有效成分的含量實在過少，所以我不會推薦給大家。在日本藥妝店等處販售堪稱實用的產品，頂多只有單純內含維生素C的營養補充品，而常見的綜合維生素，每一款的含量通通不夠充足，所以攝取了也沒什麼意義。

因此我會建議大家，營養補充品還是要上網購買外國製的產品。

順便告訴大家，節制醣類的攝取之後，就能減少維生素的消耗量。所以限醣飲食維持的時間一久，有時便可減少維生素的攝取量。

另外有一點要留意一下，嚴重蛋白質不足的人，有時候腸胃會無法吸收維生素。而且承前所述，現代日本人幾乎都有蛋白質不足的情形。

「吃維生素營養補充品後身體狀況反而更差了！」這樣的案例屢見不鮮，這並不是營養補充品會引發身體不適，而是蛋白質不足才會造成身體出狀況。

此時最重要的就是先增加蛋白質的攝取量，解決蛋白質不足的問題之後，再進一步攝取維生素。

【脂肪燃燒的異常現象・之四】　缺乏礦物質

繼「蛋白質」、「鐵質」、「維生素」之後，再來為大家解說所有的礦物質。大家都知道，鐵質也算是礦物質的1種，鐵質的存在和作用非常重要，而且現實中許多人都缺乏鐵質，因此在先前之二的部分，已經特別從其他礦物質分類出來為大家做介紹了。當然鐵質以外的礦物質也很重要，所以在此將針對鐵質以外的礦物質不足的問題加以解說。

在礦物質當中，特別容易缺乏的是「Mg（鎂）」與「Zn（鋅＝Zinc）」這兩種。這兩種礦物質，與蛋白質及鐵質一樣，可說幾乎所有的日本人都有不足的現象。而且這兩種礦物質在促進脂肪燃燒生成能量的回路上，在在不可或缺。一旦缺乏這兩種礦物質，燃燒脂肪的作用就會停滯下來。

鎂有別於其他許多的營養素，算是少數從飲食中即可充分攝取得到的營養素，富含於製作豆腐時使用的「鹽滷」，還有天然鹽等食物當中。

而且鎂還可以從皮膚吸收，因此入浴時將含有大量礦物質的鹽溶入熱水裡，就能加以補充。用來加入泡澡水裡的鎂，最著名的就是以硫酸鎂為主成分的「Epson Salt」。雖然商品名稱上有出現「Salt」，卻是硫酸鎂的純粹結晶，所以不含鹽分。

另一方面，貝類、肉類、豆類等食物都含有鋅，但是這些食物當中僅有微量的鋅，所以不像鎂一樣，可說很難從飲食中攝取到十足的量。尤其現階段已經缺乏鋅的人，也為了迅速解決鋅不足的問題，必須透過營養補充品加以攝取才行。

只不過絕大多數缺乏鋅的人，通常都會同時出現蛋白質不足的問題。嚴重蛋白質不足時，不少人都會出現胃無法吸收鋅的情形，這是因為胃壁還有消化液都是由蛋白質組成。在蛋白質不足的人當中，有些人還會因為鋅造成身體負擔，出現胃消化不良以及噁心想吐的情形。

所以和維生素一樣，攝取礦物質之前，必須解決蛋白質不足的問題。

【脂肪燃燒的異常現象・之五】 缺乏肉鹼

對營養有高度意識的人，想必都聽說過「肉鹼」這個名詞。

順便提醒大家，很多人都將肉鹼（Carnitine）和英文名非常相似的「鳥胺酸（Ornithine）」混為一談了，其實鳥胺酸是和肉鹼完全不同的營養素，這種成分一般內含於貝類的蜆當中。

肉鹼的構造比較簡單，由3個胺基酸合成產生，在體內具有非重要的功能，就是「幫助長鏈脂肪酸燃燒」。

我們身上的體脂肪，一般是以「油滴」的形態蓄積起來，占據脂肪細胞內部大部分的空間。油滴的成分幾乎都是中性脂肪，而且多數皆由碳數16∫18的「長鏈脂肪酸」所占據。燃燒這些長鏈脂肪酸的時候，除了需要維生素C，還需要肉鹼。

誠如前文說明過的，「燃燒脂肪的裝置」其實就是細胞中為數眾多的線粒體。蓄積在脂肪細胞中的長鏈脂肪酸，會經由「脂酶」，也就是脂肪細胞中用來分解脂肪的酵素，分解成「脂肪酸」與「甘油」之後，再釋出到血液當中。然後順著血液，逐漸被吸收到各個細胞裡。

不過只是進到細胞內的話，還是無法燃燒。因為必須進到該細胞內的燃燒裝置線粒體中，才能開始燃燒。

想讓長鏈脂肪酸進到線粒體中，維生素C與肉鹼缺一不可。一旦缺少其中一種營養素，長鏈脂肪酸便無法進到「燃燒脂肪的裝置」線粒體中，所以根本燃燒不起來。

順便告訴大家，除了「長鏈」脂肪酸之外，像是「短鏈」脂肪酸與「中鏈」脂肪酸，都不需要維生素C及肉鹼就能燃燒。因為短鏈脂肪酸與中鏈脂肪酸即便沒有維生素C及肉鹼，還是能夠進到線粒體裡頭。

「燃燒脂肪的裝置」線粒體必需的營養素

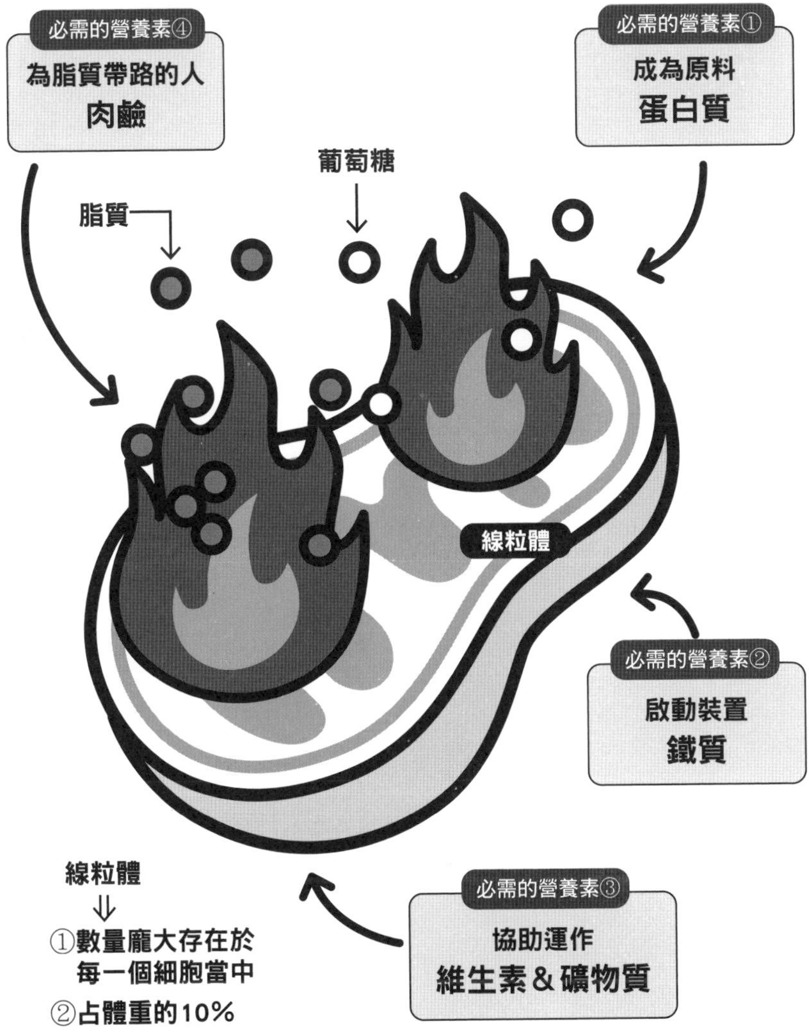

第5章

造成內臟脂肪增加的不良飲食習慣

「理所當然」、「營養均衡」的觀念很危險!?

「一般」的減肥方式會使內臟脂肪愈變愈多

下定決心「我要減肥！」的人，我想多數在一開始都會這麼做：

- 做有氧運動，例如散步
- 攝取大量蔬菜
- 攝取豆腐及納豆等大豆製品
- 少吃肉類及雞蛋
- 限制食量及進食次數，或是3餐定時定量

・控制卡路里
・攝取均衡飲食

10個人當中，超過9個人都會想要運用「一般」的減肥法來減肥，但是這種「一般」的減肥法，才必須特別警惕。用這種「一般」的減肥法減肥之後，就算你瘦下來了，卻會一點體力也沒有，甚至於莫名奇妙胖起來，想當然爾，內臟脂肪也會持續增加。當你搞錯方向，愈努力只會離目標愈來愈遠。明明想朝南，卻演變成一路向北的情形。

方才提到「一般」的減肥法，究竟會導致哪些「不健康」的結果，接下來就讓我們來逐一探究吧。

一般飲食內含50顆方糖的糖分！高糖飲食更高達100顆方糖!?

現在要談論每個錯誤的減肥法之前，在開始想辦法減肥之前，我想先來聊一聊潛藏在一般日本人飲食中的陷阱，尤其在減肥時一般人都不會意識到這點。

基本上，現代日本人的飲食當中，過剩的醣類無所不在。許多人一天三餐，每餐都一定要吃米、麵包、麵等等的主食。

現在就來根據這種例子，大略檢視一下常見的「早、中、晚」飲食模式，看看含醣量有多少。

順便提醒大家，1顆方糖（3g）內的含醣量就是3g。

一般早餐的含醣量

主食為吐司時，6片裝吐司每1片含醣量約30g，2片就會超過50g。

相信很多人習慣在早餐吃水果及果汁等食物，而1顆蘋果（250g）的含醣量約35g，1杯柳橙汁（200cc）約20g。屬於隨手可得的能量來源，備受大眾歡迎的香蕉，1根（100g）將近有20g左右的含醣量（依品種及尺寸而異）。

吃和食的話，1碗飯（150g）的含醣量約55g。

一般午餐的含醣量

我想午餐會吃拉麵的上班族應該很多，但是1碗拉麵的含醣量就有60g左右。當然不同口味拉麵的實際含醣量多少有所差異，不過這樣的含醣量確實不少。

假如選擇午餐常見的「雙主食」，例如「拉麵＋炒飯」這類的套餐，含量不少的含醣量將進一步倍增。餃子吃了6個的話，含醣量也會高達25～40g。過去我自己因復胖而罹患脂肪肝的時候，經常點了拉麵又另外追加了炒飯、米飯、餃子等餐點，這些飲食都會使體脂肪不斷增加。

其實咖哩飯醬汁的含醣量就有10～20g左右，搭配米飯一起吃的話，全部的含醣量更高達80～90g。

而且很多人都以為，「自己還搭配了沙拉一起吃所以沒差！」總是不以為意，但是事實上根本毫無意義。搭配沙拉後，確實多少會使血糖值上升速度減緩一些，但是人體吸收的含醣量幾乎沒什麼變化。所以很遺憾的是，結果完全一樣，「即便有吃沙拉還是會變胖」。

有時候一忙起來，大家某幾天的午餐也會單吃甜麵包果腹對吧？以前我也經常這樣，許多患者也都會這麼做。

一個甜麵包的含醣量就超過80g，含醣量多一點的甚至更高。例如紅豆麵包（非迷你尺寸）的含醣量，就有60g以上。菠蘿麵包的含醣量，更將近80g。在麵包麵團搭配砂糖的加乘效果下，份量雖少卻還是含醣量高。

一個漢堡的含醣量約30g（小尺寸），選擇雙層漢堡的話，一個的含醣量就有70g以上。副餐的中薯含醣類為50g，中杯奶昔內含近70g的含醣量。

也就是說，雙層漢堡、薯條、奶昔這3樣餐點的套餐，光這一餐實際含醣量就有將近200g。相當於66顆方糖的醣類，能在短時間內津津有味地大口吃光，這就是速食的可怕之處。

甜點的含醣量

一個布丁（100g）的含醣量約15g，40g巧克力當中的含醣量為20g左右。總而言之，請大家要記住一點，甜點總重量的一半即為醣類。所以巧克力蛋糕的含醣量，將近有50g。

如果在下午時間吃下這些醣類的話，難得「不會分泌胰島素的瘦身時間」就會減少。所以在兩餐間攝取含醣量多的零食，形同你在親手營造「不會瘦的時間」、「反而增加變胖的時間」。

而且最近開始發現一點，沒有每天持之以恆地養成習慣，在餐與餐之間充分空出時間的話，飽足感及空腹感將會逐漸產生錯亂。所以並非「時間到了就要吃東西」，而是要養成「肚子餓了才吃東西」的習慣才重要。

一般晚餐的含醣量

1天的飲食當中，很多人份量最多的1餐，應該就屬晚餐了，而且晚上主食習慣吃米飯的人通常占了多數。

承前所述，米飯裝在飯碗裡的量正常在150g左右，而這碗飯的含醣量為55g左右。此時再加上配菜以及調味料內含的含醣量，餐後還吃甜點的話，含醣量將繼續往上加……結果很多人一餐含醣量就超過了100g。

另外，不少人在晚餐或晚餐後還有喝酒的習慣。一合的日本酒（180ml）的含醣量為9g左右，一罐啤酒（350ml）的含醣量為10g左右，而梅酒100ml的含醣量就有21.5g，甜味雞尾酒等酒類一杯含醣量在10～20g左右。

我以前常喝的黑醋栗利口酒，1杯含醣量就有28g，這等含醣量也難怪當時會發胖了。

光是上述的一般飲食，一日含醣量便超過１５０g，還有更多人吃到２００g、３００g，而且這類例子屢見不鮮。一天除了三餐之外，若像上述一樣在兩餐間攝取醣類的話，含醣量又會再增加。

我們已經大致了解，一天在一般飲食下的含醣量了，接著再來看看「不同狀況」下的含醣量。

上超商買東西吃的時候

現在要稍微換個方向，從醣類及多巴胺的角度，看看上超商買東西吃的情形。首先，請大家試著想像一下接下來的情景。

你現在要前往超商，如往常一樣走進了超商，先不用想太多，相信很多人只是「想吃些什麼……卻不知道買什麼好」，於是漫無目的地走進店裡。接著自動門打開了，歡迎光臨的短促音樂聲響起。

走進店裡的瞬間，眼前照舊陳列著滿滿的果汁、洋芋片、新推出的甜點及麵包。眼看著「新發售！」還有「季節限定！」這類的廣告標語，一直在發揮吸睛的效果。人有一種特性，不會被「一成不變」的東西吸引目光，而會被「新奇事物」引起注意力。

一時之間，這些食物雖然映入眼簾，相對來說卻是在無意識下走進店裡，其實在這個時間點……總之，走進店裡然後看到羅列在架上的食物時，在你的腦內已經開始大量出現「多巴胺」這種會讓人感覺快樂的神經傳導物質了。這樣一來，就會很難抑制欲望，所以等到你有所察覺時，已經花錢買下兩、三個愛吃的甜點或者是麵包了。

於是當你在家裡吃下第一口時，「隨心所欲的後座力」將會完全啟動。你會從「節制忍耐」的狀態，出現一步錯，步步錯的情形。

相信大家不時會遇到「隨心所欲的後座力」完全啟動的時候，就是那種「只要吃了一口，這時就會覺得吃再多也一樣，已經無所謂了」的感覺。

不想承受「隨心所欲的後座力」，解決方式就是在發現做錯的當下喊停，提醒自己「少吃一點傷害才不會那麼大」。畢竟一口甜點與兩三個完整蛋糕，還是有差異的。所以要讓自己改變想法，告訴自己：「不，現在還來得及！」

吃外食或外帶、外送食物的時候該怎麼辦？

新冠病毒大流行後，外帶的選擇變多，如今已經完全變成一種習慣了。

經常外帶的「便當」，必須多加留意當中的米飯份量。在巨大的便當盒裡，米飯通常都會塞滿一半，所以幾乎都大幅超越盛在飯碗裡的飯量了。

站在賣方的角度，畢竟米飯、麵包或義大利麵相較便宜，因此都會想要盡可能多放這類的主食，然後稍微附上1～2道配菜即可。結果整個便當所占的含醣量，就會變得相當多。

解決的方法，就是在外帶時只買配菜，或是米飯減量，盡可能設法不吃米飯會比較好。

即便上超商採買，只要選擇即食雞胸肉、火腿或是水煮蛋等蛋白質的食物，就能減少含醣量。近來市面上也有開始販售蛋白質飲品，只不過品質並不是太理想。

想在午餐採取限醣飲食的人，「不吃午餐」也是一種做法。

當限醣飲食進行到一定程度之後，血糖值就不會出現很大變動，因此不會出現空腹感，很多人自然而然變成一天只吃1～2餐。基本上我也是一天1～2餐，幾乎不再一天攝取三餐了。

除了外帶之外，外送餐點可說也是在疫情之下新形成的飲食習慣之一。一提到外送餐點，就會想到比薩，但是一片比薩中的含醣量便高達90～150g，所以須特別留意。最近在網路購物上也能買到低醣的冷凍比薩了，所以愛吃比薩的人，不妨買這類市售的低醣飲食當作常備食物。不過很可惜的是，在宅配比薩當中，目前仍未看過有低醣的產品出現。

自己動手做低醣比薩還比較容易辦到，例如有人還會將麵團改成醣類較少的油豆腐，像這樣下點工夫，就能減少含醣量。

說到充滿奢華感的壽司，含醣量又是如何呢？

一貫壽司的醣類大概有8g（有時會將兩顆壽司視為一貫，但在這裡一顆壽司就是一貫）。吃下十貫的話，就會達到80g的含醣量。

最近也出現一些店家，為消費者提供了限醣飲食的服務，譬如減少醋飯的份量，或是將醋飯改成蔬菜。甚至是外送壽司，有些店家也有提供這類的菜色可供選擇。

只是就算醣類變少了，假使吃的量大的話，最終攝取的含醣量還是很多，所以小心別過食了。

2020年新冠疫情爆發，日本宣布緊急事態宣言後，出現了上超市及超商購買食物囤積的社會騷動，當時每家店的泡麵、米飯類罐頭食品，還有麵包類等高醣食品都賣光光了，反觀堅果以及起司等醣類少的商品卻沒有售罄。由此可見，「食物」＝「醣類」已經是大家根深蒂固的觀念了。

本書當然會推薦大家儲備限醣食品，像是乳清蛋白、可常溫保存的小菜類、鯖魚水煮罐頭這類的罐頭等等，以不太需要烹調的食物為宜。

即便晚上突然肚子餓了不小心吃下肚，這類限醣食品也不會像泡麵、麵包或洋芋片等食物會讓人損失慘重，更不會那麼容易使內臟脂肪增加，所以十分推薦給大家。

總而言之，居家飲食應依照下述做法。

①攝取加工食品時，應確認是否有低醣的類型，有的話再選擇低醣食品

②設法將米飯以及麵等高醣的主食，改換成其他食物

③盡量不吃主食，養成「一道副菜」的習慣

經常像這樣選擇食物並且用心攝取的話，一定有助於減去內臟脂肪。

控制卡路里的話會怎樣？

參閱前面章節後，我想大家都已經明白，在一般「正常」飲食下，不會特別在意減肥的問題時，其實隱藏著一些陷阱會使內臟脂肪不斷增加。

接著就來看看，當大家突然發現變胖了，立志「要瘦下來！」時，多數人最常採行的「一般」減肥法中，潛藏了哪些陷阱。

首先要開始減肥時，第一個想到的應該是「控制卡路里」吧。

但是控制卡路里、限制能量的狀態長時間持續下去的話，誠如第4章所言，會因營養不足使得代謝下降的程度加速惡化。

而且這時候立志要減肥的人，通常一開始都會想去做慢跑等運動，如此一來恐使情況變得更加嚴重。

大部分的人都知道，運動需要能量。

一日三餐習慣攝取主食且營養均衡的人，體內往往會充斥著糖。因此運動時會優先使用這些糖，等到糖大略使用完了之後，才終於開始燃燒體脂肪……這樣的流程是很正常的現象。

但是平時過度攝取糖的人，會大量消耗維生素及礦物質用來代謝糖，因此體內自然會發生維生素、礦物質不足的情形。而且誠如前文所述，想要燃燒體脂肪，必須要有維生素及礦物質才行。

在這樣的狀態下，假使不從嘴巴攝取能量而持續運動的話，會變成怎樣呢？

一旦因為維生素、礦物質不足而無法燃燒體脂肪（脂質）的時候，身體就會開始將目標轉移到蛋白質，燃燒蛋白質當作能量來源。也就是說，身體會消滅肌肉以獲取能量。

這種身體運作過程，稱作「糖質新生」，這部分已經在前文為大家說明過了。

總而言之，身體會將體脂肪一直保留下來，唯獨肌肉會一股勁兒不斷減少……形成這樣的惡夢。

「吃完睡一覺就能瘦」的超理想糖質新生循環促進方式

順便說明一下，節制醣類並大量攝取蛋白質時，也會引發糖質新生。

舉例來說，晚上不吃主食等醣類，單吃500g牛排時，翌日早上經常會出現體重減輕的情形。這是在睡眠期間，因為糖質新生的關係使用了能量才會發生的現象。

雖然在糖質新生的作用下，會使用牛排的蛋白質製造出能量（糖），但在這段過程中還是會使用到能量，所以最終才會出現變瘦、體脂肪減少的情形。

就像這樣，只要節制醣類，就會引發理想的糖質新生作用，增加能量消耗量（代謝提升），得以減去體脂肪。

只是容我重申，糖質新生必須在一大前提下才能帶來「好處」，就是「蛋白質不能不足」。

反之，已經很瘦的人發生糖質新生作用的話，將會因為相同原理而變得更瘦。幾乎所有身材纖瘦卻「限醣失敗的案例」，都是屬於這種「糖質新生作用下消耗能量而變得更瘦」的類型。此時為了避免引發糖質新生作用，切記要充分攝取脂質，而且還可以攝取最低限度的醣類。

就像這樣，我不得不說限制能量、控制卡路里不僅不能減肥，甚至是會損傷健康的有害行為。卡路里究竟是如何不科學的理論，將於第6章再行解說。

攝取大量蔬菜的話會怎樣？

下定決心「我要減肥！」時，和控制卡路里一樣會有很多人想到的減肥法，就是「攝取大量蔬菜」。

只是很可惜的是，以蔬菜為主的飲食，並無法健康且有效地減去脂肪。體重確實多少會減輕一些，但是絕大多數的人減肥效果並沒有想像中來得好。

而且還有一點十分令人遺憾，就是內臟脂肪也不會減少。

為什麼攝取大量蔬菜的飲食不太會讓人瘦下來呢？答案從蔬菜的成分思考一下就

會知曉。比方說，蔬菜一般都含有許多的食物纖維。食物纖維共分成「水溶性食物纖維」與「非水溶性食物纖維」。顧名思義，溶於水的食物纖維就是水溶性食物纖維，無法溶於水的食物纖維就是非水溶性食物纖維。

水溶性食物纖維的保水性佳，在體內會形成黏稠狀態於腸胃內緩慢移動，因此具有妨礙及延遲其他營養素消化吸收的特性。還能吸附在部分有害物質上，將有害物質排出體外，也就是所謂的具有排毒效果。

非水溶性食物纖維無法溶於水，因此會刺激腸道，使腸道蠕動變活躍，所以大家才會常說對便秘十分有幫助。

雖然非水溶性食物纖維的確有助排便，但從另一個角度來看，當嚴重便秘時，位於腸道內無法溶於水的纖維，反而會增加腸道內糞便的體積，有時將會堵塞腸道。嚴重的話，甚至會引起所謂「腸阻塞」的疾病。所以非水溶性食物纖維雖有改善便秘的效果，反之也有使便秘惡化的風險。

如上所述，食物纖維共有兩種，其實這兩種食物纖維基本上都無法被人體消化吸收，因為食物纖維的定義就是「人體難以消化的物質」。

總而言之，食物纖維會在腸道內發揮各式各樣的效果，但卻無法經由人體本身具有的消化酵素加以消化，也無法被腸道吸收。

因此，並不會像其他被身體吸收的營養素一樣，對代謝產生直接的影響。關於使體重產生變化的部分，僅止於便秘解除後，可以減去這部分的重量。

以間接性的效果來說，腸道發炎等現象若在食物纖維的幫助下受到抑制的話，胰島素的效能會提升（胰島素阻抗減輕），這樣也許會出現體重容易減輕的效果。所以在整體健康層面來說有正向的成效。

但是僅止於間接性的影響，藉由食物纖維減輕體重的效果十分有限。

方才提到，「食物纖維基本上都無法被人體消化吸收」，但是有人卻是例外。比方說只喝青汁，不吃其他任何食物過活的人。推測這些人的腸道細菌與一般人完全不同，這些人就和草食動物一樣，細菌會在腸道內分解食物纖維，於是細菌會增加。此時他們會從腸道吸收這些細菌，以及由細菌製造出來的營養。

食物纖維雖然無法直接消化吸收，但是推測可經由腸道細菌，「間接」消化吸收食物纖維。

接下來，大腸內的腸道細菌在使用食物纖維之後，會產生甲烷，也就是排氣現象。排氣是因為食物纖維的關係，但沒想到這點卻是鮮為人知的事實。

同時「短鏈脂肪酸」這種物質也是由腸道細菌製造而成，而且會變成大腸的營養。而在脂肪酸當中，體積特別小（正確來說是碳數在6個以下的脂肪酸）的便稱作短鏈脂肪酸。通常大腸只會使用這種短鏈脂肪酸作為能量。

一般推測，吸收營養的大腸為了避免將這些營養使用殆盡，大腸使用的能量來源才會只限於短鏈脂肪酸。

「吃菜減肥」的嚴重弊害

當然，凡事皆有例外。

當「攝取大量蔬菜！」做到了極端地步，徹底「斷醣＋完全蔬食（素食）」的話，當然會變瘦。因為全靠蔬菜果腹，而且不太吃其他食物了。但是這時候身體狀況雖然暫時還不錯，長時間下來卻會發生嚴重弊害。

因為只吃蔬菜的飲食，有些營養素會不足。尤其靠蔬菜填飽肚子的人，蛋白質不足的案例明顯多很多。

就算有經由植物性食物攝取蛋白質，由於植物性蛋白質的消化吸收效率差，攝取到體內的植物性蛋白質很難成為身體的一部分。

結果長期下來，一直持續這種飲食的話，蛋白質會不足，肌肉會減少，日後將變成骨瘦如柴、健康不佳的狀態。一旦變成這種狀態之後，就算改成充分的高蛋白飲食，還是需要3～5年時間，營養狀態才會改善。

而且蛋白質明顯不足的人當中，很多人對於自己身體的看法，即所謂「身體意象」已經瓦解了。有些人即便已經過瘦了，卻還是一直以為「自己還很胖」，所以在改善蛋白質不足的現象時，這點因素也會造成妨礙。甚至有人已經瘦到骨瘦如柴且步行蹣跚了，才開始驚覺自己「哪裡怪怪的」。坦白說這類患者我已經實際遇過好幾位了，他們因為消化能力不佳以及負面身體意象的關係，無法持續充分的高蛋白質飲食，需要非常多時間、非常勞心勞力才能有所改善。

根據長時間「斷醣＋完全蔬食（素食）」會演變成嚴重蛋白質不足這點看來，我認為是非常危險的行為。

飲食以魚類及大豆為主的話會怎樣？

「吃肉會胖，所以主要都吃魚」的案例，也和主張蔬食飲食一樣，存在許多減肥的陷阱。

魚類屬於優質蛋白質，但是缺點是1餐可以攝取到的蛋白質含量很少。1尾竹筴魚的蛋白質含量約18g，1片鮭魚（80g）的蛋白質含量約13g。反觀1片雞腿肉的蛋白質含量約48g，牛排（200g）的蛋白質含量約28g。想要攝取到與肉類同等份量的蛋白質，1餐得吃2尾竹筴魚或2片鮭魚，實在強人所難，也會吃到膩。因此，以魚類為主的飲食，可說很容易蛋白質不足。當然在吃肉吃膩了的時候，或是在外食時，盡情品嚐並不成問題。

例如豆腐、納豆等大豆製品，對我們日本人來說是非常熟悉的食物。但是大家都知道，大豆屬於植物性蛋白質，相較於動物性蛋白質，消化吸收效率差是它的特性之一。也就是說，想要獲得與動物性蛋白質相同的效果，必須攝取比動物性蛋白質更多的量才行。

但在另一方面，我們日本人多數都是蛋白質不足。除了每天會吃到500g肉，或是天天服用蛋白質及胺基酸營養補充品的人以外，毫無例外皆可視為是蛋白質不足。

而且想要解決蛋白質不足的問題，從改變飲食習慣開始，還需要花費好幾年的時間才行。只要不是嚴重蛋白質不足的人，醫療機構也不會多加提醒。

蛋白質是由50個以上的胺基酸所組成的化合物，但是這些胺基酸在植物性蛋白質中與動物性蛋白質中的比例並不相同。

動物性蛋白質富含人類生存所需的必需胺基酸，其中作為製造肌肉的開關，名為「白胺酸」的胺基酸含量相當豐富。

另外內含於大豆中的「植酸」，卻有抑制各種礦物質吸收的缺點。

從以上這幾點看來，**單靠大豆要攝取到充足的蛋白質是很困難的**一件事，**恐怕還有導致礦物不足之虞，所以蛋白質還是得由動物性蛋白質攝取到必需的份量才行。**

研究顯示，類似豆腐等未發酵的大豆製品，有可能具有下述缺點，在此請大家參考看看。

・異黃酮中具有類似雌激素的作用（也被稱作植物性雌激素），因此會對男女的

生殖機能造成影響

・會抑制甲狀腺賀爾蒙藥物的吸收，所以因甲狀腺機能低下症正在服用甲狀腺賀爾蒙藥物的人，體內的甲狀腺賀爾蒙會減少

（資料來源：https://www.nagasaki-clinic.com/topics/2019/210/）

・在缺碘的狀態下，會抑制甲狀腺過氧化酶的活性

（資料來源：https://www.fsc.go.jp/iken-bosyu/pc_daizuisofurabon170428.pdf）

・大豆內含的植酸，會抑制鐵、鈣、鎂、鋅等礦物質的吸收

擔心會出現這些影響的人，不妨選擇納豆及味噌等大豆製品，因為植酸會在發酵過程中流失，尤其納豆會對身體帶來各種有益的影響。

節制肉類及蛋類的話會怎樣？

如果你以為「吃肉會吃下太多油脂使人變胖」，用這種錯誤的觀念節制肉類及蛋類的攝取，而且家裡又沒有準備蛋白素或胺基酸製品的話，蛋白質不足的問題將愈來愈嚴重。

食物中含有最多蛋白質，而且消化吸收效率佳的，就是肉類和蛋類。承前所述，

魚類雖然內含優質蛋白質，事實上卻無法攝取太多，因此容易演變成蛋白質不足。若要從食物中攝取蛋白質，還是應以肉類及蛋類為主，這麼做才會比較有效率。

而且從蛋白質及胺基酸的層面來計算營養價值，無論是「蛋白質價」或是「胺基酸分數」，還是肉類和蛋類的得分較高。

限制飲食量及次數的話會怎樣？

減少1天的飲食次數，這也是大家經常會想到的減肥法，事實上卻是很多人會減肥失敗的方法。失敗的主要原因有兩點。

（1）消化吸收的回饋

空腹時，只要攝取大量營養，消化及吸收的效率就會提升，也就是說，餐與餐之間的時間拉長時，吃下肚的食物就會比平時更容易吸收。因此長時間空腹後若攝取醣類多的飲食，醣類的吸收變好，胰島素很容易大量分泌出來，所以最後不僅不會變瘦，還可能反過來變胖。

（2）過食

尤其是吃東西速度快、食量大的人，只要限制飲食次數，就會出現一次吃過量的傾向，這是因為空腹感變強烈，所以會比平時吃得更快，而且吃得更多，結果不僅不會瘦下來，反而還會變胖。

如要減少飲食次數，在空腹的狀態下吃東西必須徹底管控糖的攝取，而且還需要想辦法避免過食。

例如蛋白質不足的人，只要大量攝取蛋白質，還能改善蛋白質不足的現象；沒有蛋白質不足的人，吃些容易使肚子有飽足感的湯類或富含食物纖維的食物，就能有效改善。

1天確實吃3餐的話會怎樣？

這也是糖尿病或是肥胖的人，在接受營養指導時經常會問我的一個問題。

除了「攝取均衡飲食」之外，一般還會一再呼籲大家「3餐要確實吃」。這點如同前文所述，因為一旦減少飲食次數，消化吸收的量就會增加，還會過食。但是並不是所有人，都適合1天吃3餐。只要不過食，其實都不會發胖。

而且搭配一些做法就不會使人變胖，抑制空腹感的方法不計其數。反過來說，將兩餐之間的時間空下來，與肥胖相關的賀爾蒙就可能恢復正常。因此還不如減少隨意亂吃或大吃大喝的情形，才有可能減輕空腹感。

無論如何，**最重要的就是找出適合自己的飲食間隔時間及次數**。

有些人1天吃1餐就夠了，有人1天吃兩餐便足矣。也許有的人也適合1天分6次，少量多餐。大家不妨多方嘗試，看看飲食間隔多久、需吃幾餐才會使體重減少，同時驗證一下是否容易持之以恆，找出適合自己的方法才是最重要的事。

均衡飲食的話會怎樣？

如果是獲得日本消費者廳認可的特定保健用食品，必須加上「均衡飲食習慣以主食、主菜、副菜為基本」這句標示，這點已經在前文說明過了。

所謂的「均衡飲食」就像這樣，是非常容易在日常中看得到、聽得到的名詞。但是懂得「針對哪些食物均衡攝取」，是非常重要的觀念。

日本厚生勞働省通常會建議民眾，「應以6成碳水化合物、2成脂質、2成蛋白質的比例均衡攝取一天的能量」，其實這樣的飲食指導根本無法均衡飲食。

這種飲食指導只不過是基於「一般日本人的飲食習慣」，令人驚訝的是，對於人類身體來說毫無科學根據，也就是說，並沒有「有益健康的均衡飲食」這方面的科學根據。

結果一般日本人的內臟脂肪才會增加，變成代謝症候群，罹患糖尿病，染上癌症。

究竟要對哪些食物均衡攝取才會使人變健康呢？就是要均衡攝取「個人必需的營養素」。

但是這些「個人必需的營養素」正確需求量，坦白說世界上沒有任何人會知道。因為這點確實沒有充足的科學根據。

目前唯一明白的一點，只有「不吃碳水化合物（＝糖與食物纖維）也不會死」這件事。完全找不到有科學根據的準確方法，可以計算出個人所需的「蛋白質需求量」或是「脂質需求量」，即便在現代科學的領域，關於營養方面未知的事情仍是恆河沙數。

但是光說「不知道」的話，大家會變得「無所適從」，因此關於這方面的內容，將於談論飲食（蛋白質脂質飲食）的部分再行詳細說明。

酒精會使脂肪停止分解

順帶一提，我想有非常多的人，都認為「只要喝含醣類少的酒就沒問題」。事實的確如此，諸如燒酎及威士忌等酒類內含的醣類較少，所以胰島素並不會一直大量分泌出來。但是，**事實上喝酒後會使脂肪停止分解這件事，卻鮮為人知**。

飲酒後，我們的肝臟會優先分解酒精，在這段期間，分解脂肪的作業當然會呈現休止狀態。也就是說，除了胰島素之外，「瘦身時間」也會在酒精影響下減少。

而且攝取酒精之後，糖質新生也會停止，因此血糖值容易下降。在這種狀態下，將會進一步受到酒精影響，使得掌控理性部分的大腦也呈現休息狀態。總而言之，就是「喝醉後肚子餓」的感覺會變強烈，結果才容易演變成大吃特吃拉麵及甜點等醣類的局面。

喝酒還是會瘦的人就是會瘦，但在另一方面，因為喝酒而瘦不下來的人，事實上可說是多不勝數。

感覺喝酒已經變成習慣，感嘆怎樣都瘦不下來的人，建議先戒酒看看。

讀到這裡，對於減肥的「一般」觀念或想法其實錯誤百出這一點，大家應該心裡有數了吧。而且最失敗的減肥法就是限制卡路里。

一般人只要限制卡路里，依照「6成碳水化合物＋2成脂質＋2成蛋白質」這種一般均衡飲食的比率，會使全部的飲食量減少。先前已經告訴過大家，這種一般的均衡飲食，是會加速醣類過剩卻蛋白質不足的飲食比例。因此控制飲食量之後，碳水化合物還是會過剩，蛋白質不足的情形卻會更嚴重，而有損身體健康。

受限於卡路里迷思的期間，不可能減去內臟脂肪獲得健康的身體。在下一章，將為大家說明卡路里的觀念有多麼不科學，以及取代卡路里的營養均衡指標該如何遵循才適當。

造成內臟脂肪增加的不良飲食習慣

過度
攝取醣類

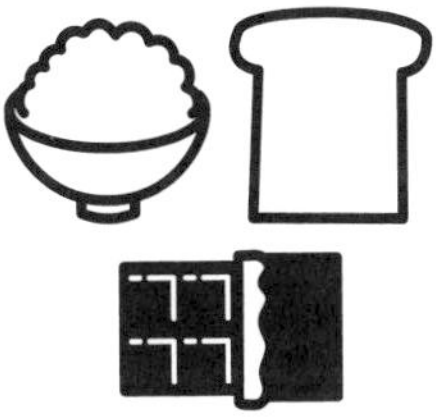

限制卡路里

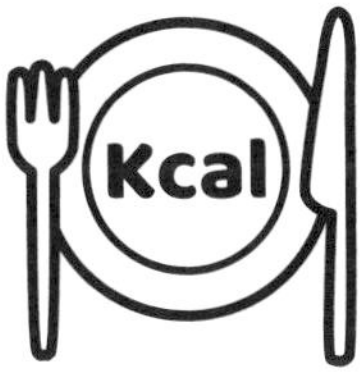

吃大量蔬菜
（尤其是根莖類）

以魚類及大豆為主

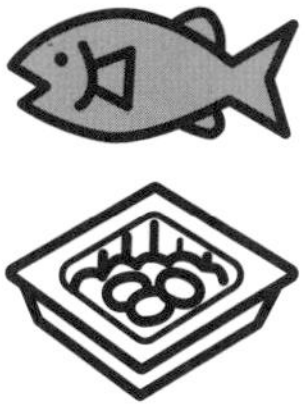

節制肉類・蛋類

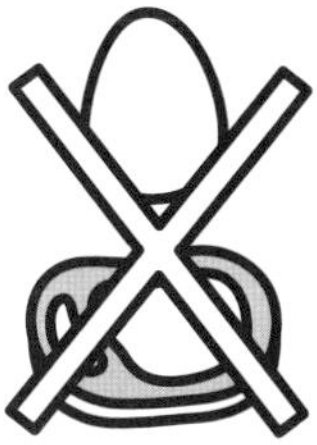

減少飲食量

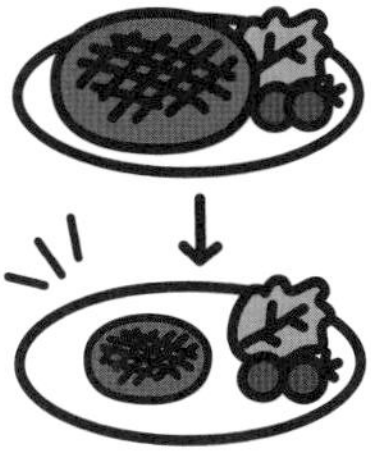

1天確實吃3餐

國家推薦的
「均衡飲食」

過度攝取
酒精

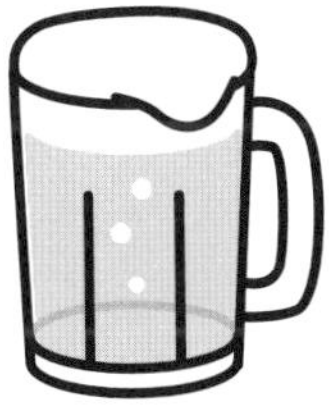

第6章

受限於卡路里迷思是瘦不下來的

捨棄落伍指標轉移焦點到「ＰＦＣ量」上！

「卡路里」根本毫無科學根據

在上一章已為大家提及錯誤的減肥法及飲食方式，這樣不僅無法減去內臟脂肪，還很有可能反過來使內臟脂肪增加。而且最失敗的減肥法，就是限制卡路里這種觀念。

前文已經為大家解說過，「吃下脂肪也不會變胖」。單憑這點事實，就能充分明瞭卡路里有多不科學、多不可靠了。

然而卡路里的理論至今仍非常受到一般人強烈信任，占有一席之地。甚至連營養師、專業減肥顧問、醫療人員，現在還是對卡路里錙銖必較。

但是對於人類的代謝而言，卡路里這項理論卻毫無科學根據。哈佛大學醫學系也在２０２０年10月，重新主張「應停止計算卡路里」。

（資料來源：https://www.health.harvard.edu/staying-healthy/stop-counting-calories）

先以結論而言，依照下述方式切換觀念，才符合我們人體「代謝」的邏輯。

舊：卡路里　↓　新：能量

舊：食品上的卡路里標示　↓　新：ＰＦＣ量標示

這裡所指的ＰＦＣ，Ｐ＝蛋白質、Ｆ＝脂質、Ｃ＝碳水化合物（實際為醣類）。

除了卡路里之外，同時也會針對ＰＦＣ量為大家進行說明。

這2個觀念「更新」之後，會更切合我們人體的狀態。

「卡路里」是將食物點火測量出的數值

卡路里一詞眾所皆知，但這卻是錯誤至極的概念。如果還有專家用卡路里在高談大論的話，實在太落伍了，大家最好保持距離。

大家知道卡路里的數值是如何測量出來的嗎？簡單來說，卡路里就是「點火燃燒後，測量水溫會上升幾度」。

原本卡路里的定義，就是「將1克水在標準大氣壓下提升1℃所需要的熱量」。具體做法，是將乾燥後的食物放入「彈式熱量計（彈卡計、Bomb calorimeter）」中，再加入氧氣加以燃燒，觀察容器上升溫度測量出卡路里數值。

這是在1883年由化學家魯伯納（Rubner）所提出的概念，雖然日後經過再三修正，但是基本部分一直沿用著原始概念。事實上，卡路里的概念已經運用了超過130年。

現在希望大家先回想一下，我們會將吃進體內的食物點火燃燒嗎？答案是「NO」。在人類歷史上，根本沒有人會將吃進身體裡的食物點火燃燒獲取能量。

通常在我們身體裡面，會透過「酵素」進行消化及代謝。當然在點火測量與酵素代謝下，從相同食物取得的能量多寡完全不同。

「攝取的卡路里」小於「消耗的卡路里」根本瘦不下來!?

以卡路里為基礎的減肥法常提到一個理論，就是「消耗的卡路里大於攝取的卡路里就會變瘦」，乍看之下大家也許會覺得理所當然。只要消耗量超過攝取量就會變瘦，這句話真的合情合理。

但是這個說法如果套用在「卡路里」的基礎上，馬上就會錯誤百出。因為用方才的理論來解釋的話，這個邏輯完全無法反映出人體的代謝機制。

首先來探討一下「攝取的卡路里」這部分。

攝取的卡路里是把即將吃下肚的食物點火燃燒後，再測量出卡路里數值。

也就是說，完全無視當事人的身體狀況及體質等等情形。這個數值100%取決於即將吃下肚的食物。

這就是第一個錯誤的地方。因為食物吃下肚後會在體內發生各種變化，所以這些食物製造出來的能量多寡是會變動的，無法確定吃下肚的食物將形成多少能量。

或許大家會質疑，「能量居然會變動？」其實即便吃下相同的食物，有時候人會變胖，有時卻沒有變化，有時甚至會變瘦。

卡路里的理論主張，「攝取相同食物之後就會形成同等能量」，但是從這裡開始就有誤解。就算攝取了相同食物，由這些食物獲取的能量還是會出現變化。如果是能量不足的狀態下，會比平時吸收得更多，但在剛剛用過餐，能量過剩的時候，吸收的能量就會減少。

假如鐵、鎂等礦物質及微生素不足的話，能量代謝無法順利進行，能夠釋放出來的能量便會減少。

在不同時候，即便攝取了相同食物，但是從中獲取的能量都會不同，所以就算你再努力計算卡路里，這些數值根本毫無用處。

因為食物在消化吸收後，再經過當時身體狀態的影響下，「實際製造出來的能量多寡」，與「食物原始的卡路里數值」，會出現極大落差。

也就是說「攝取的卡路里」小於「消耗的卡路里」這套論點，在一開始「攝取的卡路里」的時間點，就已經存在錯誤了。

會因烹調方式產生變化？

其實還有其他原因，會讓「攝取的卡路里」固定數值出現差異。

事實上不同的烹調方式會使食物的吸收率產生變化，這點大家曉得嗎？比起生食，煮過或是煎過的食物在體內的吸收效果更好，光是這樣簡單處理過後，吸收率就有大幅變動。

也就是說，相同卡路里會形成相同能量這一點，就是錯誤的觀念。

因消耗能量而異！

再來提一個「攝取的卡路里」固定數值實際上會出現落差的原因。

從攝取後的食物「製造出來的能量多寡」，也會因「被人體消耗掉的能量」而有所變動。

大家想像一下下述情形，就會立即明瞭。研究已經發現，譬如一整天無所事事宅在家裡，幾乎坐著不動的話，在能量消耗少的狀態下，營養的吸收也會減少。

反之，現在也證實做完激烈運動消耗大量能量之後，或是長時間一直沒吃東西的時候，吸收效率會提升。也就是說，就算吃進卡路里相同的食物，被人體吸收的比例還是會因為我們的狀態而異。

總之「攝取的卡路里」是固定的數值，但是相同食物實際製造出來的能量多寡卻是會變動的。

卡路里理論完全無視腸道細菌的「發酵」

攝取的卡路里實際上會出現落差，還有一點原因。

大家應該也都知曉，腸道細菌會在我們腸道內進行「發酵」。這種發酵過程悠關我們的生存，不可或缺。

舉例來說，大腸會將腸道細菌經由發酵製造出來的「短鏈脂肪酸」當作營養。另外大腸細胞除了短鏈脂肪酸之外，舉凡糖、其他的脂質及蛋白質等，都無法作為營養成分。所以我們的大腸細胞，全靠發酵機制生存著。

除此之外，腸道細菌還會製造出維生素B3（菸鹼酸）、維生素B6（吡哆醇）、維生素B7（生物素）、維生素B9（葉酸）、維生素K等，我們人類吸收了這些營養素之後，才能維持身體的正常運作。

重要性如此非比尋常的腸道細菌，事實上棲息在腸道內的數量高達100兆個左右。我們人體的細胞數量約60兆個，可想而知腸道細菌的數量遙遙領先。而數量如此龐大的腸道細菌，還會混雜在我們的糞便中排泄出去。其實與其說是「混雜」，應該說腸道細菌的重量占了糞便一半以上。

參閱先前的說明，我想大家也已經有所察覺了，卡路里理論同樣完全無視這些腸道細菌的作用。因為卡路里概念被提出來的時候，還沒有人發現代謝以及腸道細菌的現象。

即便卡路里相同，但在腸道內引發的發酵結果，會因為吃下哪些食物而出現極大差異，所得到的能量多寡也會大大不同。而且還會因為棲息在每個人肚子裡腸道細菌的種類及數量不同，導致每個人獲取的能量多寡也會出現落差。

無視這些發酵的結果，只考量發酵前會如何燃燒再測量出數值的卡路里，實在無法作為計算能量多寡的指標。

「吃下肚後食物的卡路里」，與我們人類「從腸道吸收的能量多寡」差距甚大，這點大家應該了然不惑了。

就像這樣，細菌會利用吃下肚的食物進行發酵，人類再從腸道吸收經由發酵後獲取的成分。只從未下肚前的食物推斷「能夠攝取多少能量」的卡路里理論，根本與現實落差極大。

消耗的卡路里也會改變！

到目前為止，已經為大家說明過攝取的卡路里會出現哪些差異了，接著再來看看「消耗卡路里」的實際落差。

依照卡路里理論，基本上如果是相同的運動量，「消耗的卡路里」數值是固定的，其實這部分也會依狀況而異。

當食物減少之後，身體就會轉成節能模式。於是在做完相同的運動之後，不但能量消耗量會改變，基礎代謝也會不同。就算是同一人，也會出現變化。所以即便肌肉量保持固定，體脂肪率也維持一致，消耗能量還是會不同。

關於消耗的卡路里有一個說法，「消耗的卡路里從消耗的氧氣量以及產生的二氧化碳量就能計算出來」。詳細說明需要長篇大論，所以將在最後的部分個別說明。

卡路里相同的食品會因「性質」大大影響內臟脂肪囤積方式

誠如前文所述，食物在吃下肚後，會因體內進行的代謝過程不同，獲得的能量多寡就會有很大不同。因此，將食物以下肚前的狀態點火燃燒後測量出數值的卡路里，毫無參考價值。

假設同樣都攝取了100卡路里的食物，如果富含醣類的話，肥胖賀爾蒙胰島素將大量分泌，所以體脂肪會增加，而且這段期間體脂肪完全不會燃燒。

反之，攝取了100卡路里富含蛋白質且為低醣的食物之後，胰島素會適量分泌，而體脂肪的燃燒會暫時停止。

接下來如果是吃下100卡路里全為脂質的食物之後，胰島素幾乎不會分泌出來，脂肪在餐後也會繼續燃燒。

就像這樣，就算卡路里數相同，身體反應卻會依食品的性質出現大幅變化。容我重申，並不會發生「吃下相同卡路里就會一樣變胖會變瘦」的情形。

最容易看出「卡路里理論」大錯特錯的例子，就是靠高蛋白飲食及高脂質飲食「使高路里增加也會變瘦」的情形。由此可見，全盤推翻了「攝取的卡路里」小於「消耗的卡路里」就會變瘦的理論。

為什麼會變瘦，坦白說是因為吃完高蛋白飲食或高脂質飲食後，肥胖賀爾蒙胰島素並不會分泌出來的關係。當胰島素不會額外分泌（餐後繼續分泌出來的部分）出來的期間，脂肪便會持續燃燒。誠如方才提過的，關於一個人「會不會變瘦」，胰島素算是影響最大的因素之一。

無論是否為充滿脂質且高卡路里的飲食，只要胰島素不會分泌出來，人就不會變胖。但是吃下的卡路里一樣，卻是以醣類為主的飲食，胰島素就會大量分泌出來而使人變胖。

食物纖維並非「零卡路里」？

再來還要深入探討卡路里理論的一個重大錯誤。

這個錯誤就是斷定食物纖維也有「卡路里」。站在現代營養學的觀點，認為1公克的食物纖維為2大卡。

但是食物纖維並不會形成人體的能量，更不會經由腸道被我們的身體吸收。食物纖維從嘴巴進入體內之後，將直接排出體外，本身的能量為「零」。

然而依照卡路里的論點，主張「點火後會燃燒所以具有卡路里」，於是日本政府便規定，食品的營養標示上也必須列出這些食物纖維的卡路里。所以食物纖維雖然「零能量」，卻發生「卡路里並非為零」的情形。

最典型的例子，就是甜菊這種甜味劑。

比方說，「Steviahealth」是以甜菊這種香草為原料製成的零醣甜味劑（資料來源：https://steviahealth-shop.com）現以這項產品為大家舉例說明。

標示上顯示，外觀為純白色的「Steviahealth White」卡路里減少90％，看起來是咖啡色的「Steviahealth Brown」卡路里減少50％（和砂糖相較之下的數值）。

而且這兩種產品因為內含的食物纖維量不同，因此減少的卡路里比例有所差異。「Brown」的產品內含較多食物纖維，所以標示出來的卡路里才會比「White」的產品多。

儘管兩種產品皆不含人體可運用的能量，但是「Brown」的產品所標示的卡路里較多，所以會給人「Brown的產品容易使人發胖」的印象。

這就是一個很實際的例子，顯示出卡路里毫無意義、錯誤百出。

你一直以為「卡路里」＝「能量」嗎？

話說經常看到一種情形，每次提到卡路里時，有人就會以為這是「能量」的意思。但是卡路里內含的意思，並非單指能量而已。提到卡路里時，會連帶出現下述的觀念。

- 點火燃燒後的數值
- 食物下肚前的狀態，一般認為人類由此獲取的能量多寡是固定的
- 通常會覺得可改用ＰＦＣ來解釋
- 普遍認定從食物纖維中也能產生能量

就是有這麼多的「錯誤觀念」總會成群結隊如影相隨，所以每次在解說時提到卡路里，無論如何解釋往往還是會出現「極大誤解」。

因此今後請大家改口使用能量一詞，不要再提卡路里了。
那麼在檢視食物中的營養時，應以何為依據呢？其實要看「ＰＦＣ量」，而非卡路里。

食物中的營養應檢視ＰＦＣ量

即為Ｐ＝Protain（**蛋白質**）、Ｆ＝Fat（**脂質**）、Ｃ＝Carbohydrate（**碳水化合物**）**這３大營養素**。
食物纖維本來就無法進入體內，並不會影響代謝，所以比起碳水化合物，應使用醣類的數值會比較理想，但在英語圈並沒有「醣類」這個單字，所以至今仍一直使用「碳水化合物」一詞。
若有專家三句不離「卡路里的影響很大」，此時最好無視該名專家的高談闊論，這便等同在公開表示，對於營養他連「基礎中的基礎」都不明白。

第7章

內臟脂肪不會減少的運動、內臟脂肪會減少的運動

哪些運動做愈多，愈會變成「脂肪容易增加的體質」？

真的能靠運動減去脂肪嗎？

每次我在健檢時提醒患者「你該減重了」，大家一定會馬上回說「我會做運動的！」或是「我得開始做運動才行了……」。

但是我並不建議大家單靠運動減輕體重，而且站在有效性的這個角度來看，單靠運動要減去體重可說難如登天。

我必須先告訴大家，除非像馬拉松選手一樣，每天持續跑很長的距離，持之以恆做激烈運動，否則根本不可能使體重減輕。

話雖如此，日本人直到早先的明治時代，運動量可是相當大的。當時自然不像現在，打開瓦斯爐就能下廚燒飯，而是必須劈材燒火才行。需要用水時得去水井打水，打掃時用的不是吸塵器而是掃帚及抹布，洗衣服沒有洗衣機得用洗衣盆和洗衣板，諸如此類經常必須活動身體，所以活動量之大，現代根本難以比擬。

再加上電車、汽車及自行車皆未普及，外出以徒步為主，工作時坐著處理文書作業的情形，也僅有一部分人才會如此。

在現代日本人眼裡難以想像的運動量，卻是必須日復一日、週而復始。

做有氧運動會變成易胖體質!?

步行或游泳等有氧運動對身體是否有益呢？說起來，有氧運動當然對身體有幫助，除了健康層面之外，對於精神層面也是有好處的。甚至有報告指出，短短5分鐘的步行，就能增進心理健康。

但是在代謝下降的部分也告訴過大家了，「優先順序」非常重要。因為「長時間做所謂的有氧運動」，也是會有壞處的。

原因是未攝取蛋白質等營養而長時間運動之後，有時候肌肉會減少。**放任蛋白質不足的問題繼續做運動的話，身體會發動「糖質新生」，這種機制是提取體內的蛋白質，也就是消滅肌肉來產生能量。結果不僅不會長出肌肉，反而會使肌肉減少，造成體質更加容易變胖**。

絕食期間做運動的話，一旦體內蓄積的糖用盡後，就會開始代謝脂質。但是運動量大，或是長時間做運動的話，接下來便會開始將蛋白質轉換成醣類。這就如方才所言，稱作「糖質新生」。

而且我要再次重申，絕大多數的日本人蛋白質攝取量都不夠充足。雖然吃下多少蛋白質，身體就會利用這些蛋白質轉換成能量，但是當這些蛋白質用盡之後，接著就會開始使用構成身體的蛋白質。

這時使用的蛋白質，就是所謂的「肌肉」。

在絕食狀態下長時間做有氧運動的話，會開始進行糖質新生作用，分解肌肉再轉換成醣（能量）。

這就是有氧運動的缺點。

肌肉變少這件事本身就不健康，並且基礎代謝也會下降。就連安靜時也會使用到的能量，都會因肌肉變少而減少。

總而言之，**勉強自己長時間做有氧運動的話，肌肉減少後基礎代謝會降低，反而造就出容易變胖的體質。**

想養成容易燃燒脂肪的體質就要「鍛鍊肌肉」

話說想要打造出脂肪容易燃燒的體質，做哪種運動才有效果的話，除了充分攝取蛋白質之外，還要鍛鍊肌肉。

使肌肉增加之後，基礎代謝也會提升，此外在做其他運動時，能量消耗量也會增加，才會變成易瘦體質。

鍛鍊肌肉最有效的做法，是上健身房或是請教練指導，但在種種考量下很難辦到時，也建議大家做做善用自身體重的「自重訓練」，或是使用彈力帶及健腹滾輪等市售器材鍛鍊肌肉。

在 Amazon 花了 3 千日圓左右購買的健腹滾輪。努力一段時間之後，才終於能夠稍微膝蓋離地了。

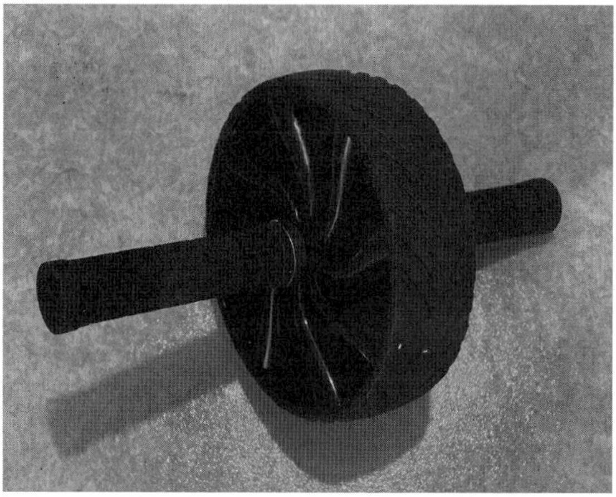

不管如何鍛鍊肌肉，方法錯誤一定會使身體受傷，所以請特別小心。

其實我現在都是使用健腹滾輪在鍛鍊肌肉，而且持續做了好幾個月之後，才終於能夠稍微膝蓋離地完成動作。

另外像是鍛鍊腿部及臀部等能量消耗量大的肌肉，對於提升代謝也十分有效。

從這點來看，便十分推薦大家做深蹲，只是用錯方法做深蹲會導致膝蓋及腰部疼痛，所以還是要請大家詳查正確做法後再來鍛鍊肌肉。

此外，我也不是完全不建議大家做有氧運動。

有氧運動只須做短短5分鐘專注力就會提升，還能減輕壓力，對於心理健康能有很好的效果。而且目前已知，做了20〜30分鐘的有氧運動之後，在備感壓力時會分泌出來的壓力賀爾蒙「皮質醇」，將會減少分泌。

皮質醇是由長在腎臟上看似小脂肪塊的腎上腺所分泌出來，是一種有助於我們的身體「對抗壓力」的賀爾蒙。

但是在人類漫長的進化過程中，直到近代會需要皮質醇的時機，只有遇到緊急事態的短暫片刻。所以只要在逃離猛獸的這1小時，有分泌出皮質醇便足以。

然而現在誠如「壓力社會」一詞所形容，人會持續感到壓力，使得皮質醇會長時間分泌出來。只是人類的身體對於不斷暴露在皮質醇長時間分泌的情形下，卻一直無法適應。

說到皮質醇長時間分泌會發生哪些狀況，就是掌管大腦理性及記憶的「前額葉皮質」及「海馬迴」會萎縮，大腦細胞會比平時更快死亡，而且很難增加。一開始會從「短期記憶」開始衰退。事實上，如果壓力持續出現的話，將變得連小事情也很難記得住。

不僅如此，**目前研究已經發現，皮質醇還會成為過食的導火線，引發所謂的「中央型肥胖」**。

中央型肥胖是一種變胖時腰圍會變大，屬於本書主要談論的內臟脂肪多的類型。而有氧運動有助於減少這種皮質醇的分泌量，所以壓力會減輕，還能抑制大腦萎縮，減少過食現象，脂肪會變得容易燃燒。

總之，單靠運動減輕體重十分困難，不過運動有助於使體重減輕。

只不過，BMI超過30的人突然去跑步的話，膝蓋或腰部等處的關節也許會負荷不了。所以這些人不妨去走走路、騎自行車、做做水中漫步等運動，減少關節的負擔。

「肌力訓練後做有氧運動」可使能量消耗爆炸提升

還可利用「肌力訓練＋有氧運動」的雙重技巧，進行一步提升能量消耗量。因為肌力訓練後再做有氧運動，可以最有效地減去體脂肪。

透過肌力訓練事先將蓄積在肌肉內的醣類（肌肉肝醣）用掉後，馬上就能切換代謝變成脂質代謝或糖質新生。

在糖質新生時，會使用能量將蛋白質轉換成醣類，所以會進一步增加能量消耗量。不過為了避免肌肉被分解掉，運動前必須事先攝取蛋白質。譬如事前先攝取乳清蛋白，或是在運動中攝取比蛋白質吸收更快的胺基酸，才不會分解肌肉，並能燃燒體脂肪。

只是在運動期間攝取蛋白質會來不及消化、吸收，所以應在運動前先攝取乳清蛋白、肉類或蛋類。如果是攝取胺基酸的話，由於不需要消化就能直接吸收，所以在運動中攝取也來得及發揮功效。

最近市面上有販售各種內含必需胺基酸又好喝的產品，運動時不妨多加利用。只不過單純大量攝取必需胺基酸之後，非必需的胺基酸反而會不足，而且還會缺乏其他營養素，所以還是要避免這麼做。

充分攝取乳清蛋白、肉類或蛋類之外，還是需要攝取必需胺基酸的產品。

再者，想要減去內臟脂肪，運動並非不可或缺，但是若要減去女性常見的皮下脂肪，運動就非做不可。

進一步來說，不做運動並無法減去皮下脂肪。

還有一點我想多數人都知道，就是肌肉比體脂肪重。因此在鍛鍊肌肉時，請不要以體重作為參考依據。

現在很多人家裡的體重計，都會顯示「體脂肪率」等數據，但在簡單量測下，很多時候都與實際的體脂肪量有所出入。

鍛鍊肌肉時不要只有測量體重，最好每天照照全身鏡，透過簡易的方式檢視體型。

運動首重優先順序以免肌肉減少！

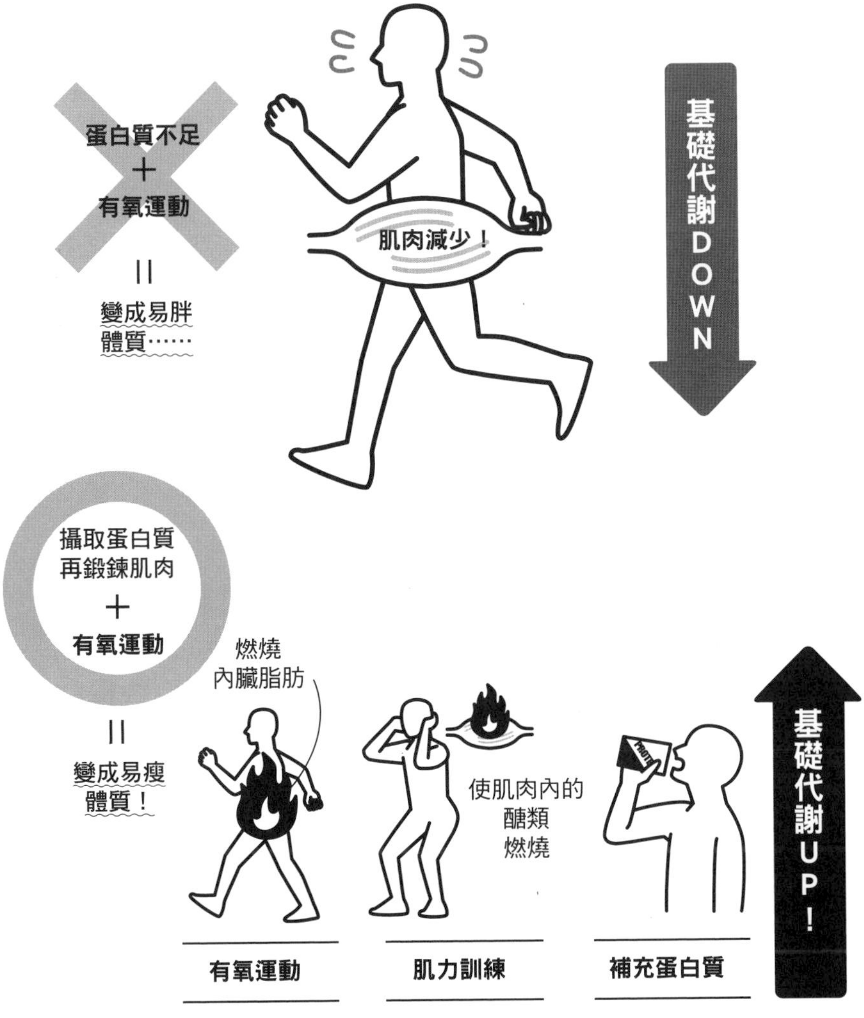

第8章

可以消除&減去內臟脂肪的「蛋白質脂質飲食」

成功減重14kg又能吃得飽的最強飲食法

不只能瘦！此飲食法還能讓糖尿病有戲劇性的改善

本書提倡的「蛋白質脂質飲食」，是一種能抑制胰島素以避免內脂肪囤積，提升內臟脂肪燃燒效率的飲食。

這套飲食法，是我在2014年11月為了糖尿病患者構思出來的，而第一個實行的人，就是我自己。

結果，讓我在1年內瘦了14kg。

原本我勉強達到標準值的糖化血色素完全變正常，脂肪肝也改善了，身體戲劇性輕盈起來，人生完全不同了。

後來我開始讓多位糖尿病患者採行這種治療方式，眼看著過去身材肥胖的患者們都瘦了下來，連糖尿病也戲劇性地出現改善。

其中還有一位患者是超過100kg的重度肥胖，屬於前文提過的**「脂肪細胞整個變大加上數量變多」，算是超級難瘦下來的類型，不過他的體重卻很順利地減輕，半年便成功減重了15kg**。

我想現在大家應該明白，只要改變飲食，抑制肥胖賀爾蒙胰島素的分泌，就可以迅速地減去脂肪了。

本章將針對專攻內臟脂肪的「蛋白質脂質飲食」，為大家詳細作介紹。

優先順序最重要！

本書有提到一個主題：「優先順序最重要！」因為原本對身體有益的食物，在搞錯飲食順序之後，有時將引發身體不適。譬如在蛋白質不足的狀態下攝取維生素的話，反而會造成胃部不適，噁心想吐……。

因此蛋白質脂質飲食意指「蛋白質最優先攝取」，將「蛋白質」擺在第一順位。而且與其忍住不吃東西，強調應積極攝取蛋白質，更有助於改善飲食，提升成功率。因為要求大家「限醣」的話，大腦會將注意力導引到大家最愛的「醣類」一詞上，反而會激發大家的渴望。

所以我在為這套飲食法命名時，避開了帶有強迫忍耐的用詞，決定將「蛋白質」與「脂質」直接展現出來，希望大家能夠多加積極攝取。

因為我認為，與其強迫大家忍耐，鼓勵大家「多加攝取」的話，反而比較容易被接受。

動物性蛋白質要靠什麼來攝取？

首先最重要的動物性蛋白質，基本上會推薦大家搭配肉類、蛋類、乳清蛋白這三種食物來補充。

肉類的部分，諸如豬肉、雞肉、羊肉等，任何喜歡吃的肉類皆無妨，只是豬肉的脂質較多，所以應依照個人重視脂質或重視蛋白質等不同狀況，調整攝取的比例。重視脂質的人最好選五花肉吃，重視蛋白質的人應選擇里脊肉吃。

蛋也被稱作是「完全營養品」，屬於非常優質的蛋白質，而乳清蛋白則是由乳清（Whey）製成的蛋白質。

人類是哺乳類，所以同為哺乳類的牛、豬是最有效率的蛋白質來源，其次是雞肉，接下來才是魚肉。

魚肉的蛋白質品質位居肉類、蛋類之後，且吸收效率比哺乳類、禽類低一等。再加上前文提到的內容，魚類在一餐中能夠吸收到的蛋白質含量比肉類來得少，因此作為主要蛋白質來源的話，容易導致蛋白質不足。

不過魚類還是有其優點，能夠攝取到優質脂質的DHA、EPA。話雖如此，如果是烤魚或魚乾的話，DHA及EPA會大幅減少，所以請大家要留意一下。

其實我也很愛吃魚，時常都會攝取生魚片。

每次提到蛋白質，很多人都會說自己「平時都有吃大豆」，但是我要重申一次，植物性蛋白質的吸收效率非常差，我並不會推薦大家攝取植物性蛋白質。

乳清蛋白百百種，強化蛋白質勢在必行！

因乳清蛋白顧名思義，就是由乳清（Whey）製成的蛋白質。也許大家會納悶，「乳清是什麼東西？」其實我想大家都見過存在優格上方的透明液體，那就是乳清。

日本主要常見到的乳清蛋白，有「WPC（濃縮乳清蛋白）」與「WPI（分離乳清蛋白）」。各自的特徵如下所述。

〔WPC（濃縮乳清蛋白）的特徵〕

- 價格相對便宜
- 含有乳糖
- 蛋白質含量較少（70～80％）

〔WPI（分離乳清蛋白）的特徵〕

- 價格相對昂貴

・不含乳糖
・蛋白質含量較多（90％以上）

想要盡量攝取高濃度的乳清，或是攝取WPC後會出現肚子不適等乳糖不耐症的人，WPI應該是比較好的選擇。很多日本人都有乳糖不耐症，所以WPI才能有效攝取。不過藥妝店等商店所販售的乳清蛋白，幾乎全是便宜的WPC。

另外還有商品名稱會加上「乳清」的WPH（Whey Protein Hydrolysate，又稱作水解乳清蛋白），這是將乳清蛋白進一步加水分解後「縮小」的產品。與其說是蛋白質，更像是體積更小的胜肽或胺基酸。WPH的特徵，是分子比WPI來得更小，因此吸收速度快。但是WPH吃起來有時會感覺苦苦的，而且幾乎都是外國製的產品。

另一方面，大豆蛋白則是用大豆（Soy）製成的蛋白質。

由於消化吸收速度緩慢，因此十分耐餓，但是也可說時間一長，胰島素將會因為蛋白質的關係而持續分泌，也就是說「不會瘦的時間會拉長」。因此意指結果將大大背離本書的目的，所以我完全不推薦大家吃大豆蛋白。

最近商店架上也都有販售乳清蛋白，但在購買時請大家務必檢查原料名稱。許多市面上販售的乳清蛋白，都含有植物油、乳化劑及增稠劑等各式添加物。

尤其植物油會內含反式脂肪，反而會對身體造成傷害。另外有添加乳化劑的產品也須多加留意。

內含添加物的乳清蛋白最好能免則免。比起商店架上的產品，網購平台的專賣店相對有較多不含添加物的乳清蛋白，請大家找找看這類精心研發的產品再行購買。接下來為大家介紹我自己實際喝過，品質較佳的高蛋白產品。

・ＷＰＣ類型：beLEGEND、Myprotein

・ＷＰＩ類型：FINE LAB

beLEGEND與Myprotein的ＷＰＣ產品最有名氣，另外還有ＷＰＩ的產品。對於有在鍛鍊肌肉的人來說，Gold Standard這款乳清蛋白也很受歡迎。

最近高蛋白產品逐漸受到大家矚目，高品質的乳清蛋白愈來愈多。畢竟是要每天定期攝取的食品，所以「一大堆添加物」、「蛋白質濃度低」的乳清蛋白請大家應盡量避免，務必選擇高品質的產品。

讀到這裡，想必大家都會開始擔心，「自己的蛋白質究竟夠不夠」？

在一般的檢查項目內，有幾項指標能看出營養狀況如何、蛋白質是否充足，所以請大家一定要檢查看看。

檢視蛋白質是否充足的指標看哪裡？

下列數值太低的人，就要懷疑有蛋白質不足的情形。

「檢測蛋白質的指標」

・尿素氮（BUN）：20.0～22.0mg/dL
・白蛋白（Alb）：4.0～5.2g/dL
・GOT（AST）：20～35IU/L
・GPT（ALT）：20～35IU/L
・ALP：180～350U/L（盡量在200以上）

只不過，即便能達到這些數值，還是很常見到蛋白質依舊不足的情形。

而且當ＧＯＴ比ＧＰＴ多出２以上時，有時便代表缺乏維生素B6了。這是因為在ＧＯＴ與ＧＰＴ這些酵素發揮作用的時候，需要維生素來輔助的關係。

就像這樣，會輔助酵素發揮作用的營養素，便稱作「輔酶」。這時候服用綜合維生素等仍無法滿足維生素B6的需求量，因此必須單獨攝取B6的營養補充品加以補充才行。

另外ＢＵＮ在脫水、消化道出血、腎功能低下等狀態下也會上升，且白蛋白也會因脫水而上升。ＧＯＰ、ＧＰＴ、γ-ＧＴＰ，則會在有肝功能障礙等肝膽系統疾病時上升。

由於會發生這些情形，因此評估檢查結果時需要做綜合性的判斷，避免單看個別數值進行判斷，以免時而歡喜又時而憂愁。請大家頂多當作參考，加以活用即可。

人體必需的蛋白質要多少？

蛋白質該攝取多少才夠呢？

答案是「因人而異」。關於營養的問題，答案全都是「因人而異」。誠如前文所言，假設有人需要「１」就夠了，但也有人需要「１００」或「１０００」才夠。而且同一個人在不同狀態下，所需的營養種類及份量，也都會經常變化。

因此請以下述提示的量為參考依據，再時時檢視自己的身體狀況、運動習慣以及體脂肪減少的程度等等，並好好留意隨時調整攝取量才是最重要的事。

攝取蛋白質的參考依據，我都是依「蛋白質價」作評估。

蛋白質價是在１９５５年，由「聯合國糧食及農業組織（ＦＡＯ）」的蛋白質需求量委員會所制定。（於１９５７年公布）。

（資料來源：Protein Requirements Report of the FAO Committee （1957），FAO Nutritional Studies No.16）

另一方面，目前社會上以「胺基酸分數」為主流，這是在１９７３年，由ＦＡＯ／

ＷＨＯ聯合特別專門委員會所公布的指標。但是胺基酸分數是經過「各方考量」的結果，所以算是非常不切實際的分數。

舉例來說，依照胺基酸分數來看，大豆的分數為１００，但是誠如前文所言，大豆並不具備「１００分」的資格，所以對於植物性蛋白質的評價過高，非常欠缺可信度。

此外，胺基酸分數在公布後歷經多次修正，已經變得更加光怪陸離了。

其實胺基酸分數的原型，就是「未經各方考量」的蛋白質價。

假如遵照胺基酸分數，現在食品上所標示的蛋白質含量，都會比實際上來得多。反過來說，依照蛋白質價來推估蛋白質含量的話，就會變得「較為嚴苛（較少）」。

左頁的一覽表，是從蛋白價換算後，如要攝10g取蛋白質時，各種食物須食用的份量。例如要單吃牛肉時，須吃６５０g才能攝取到１００g蛋白質。

攝取10g蛋白質時，各種食物須食用的份量

肉類	
牛肉	65g
豬肉	83g
雞肉	55g
羊肉	68g
蛋類	
雞蛋	79g（1.5個）
其他	
起司	50g
牛奶	470g
沙丁魚	63g
鮭魚	58g
秋刀魚	52g
竹筴魚	56g
旗魚	48g
蝦子	86g
鱈魚子	60g

不要小看蛋白質！

常見的飲食指導內容如下：

- ・以食品上標示的蛋白質含量為參考依據
- ・由魚類和大豆中攝取到的蛋白質也包含在內

即便你覺得「已經攝取到充足的需求量了」，實際上蛋白質不足的問題卻是愈來愈嚴重。在這世上，有太多人「具備攝取蛋白質的觀念卻還是不健康」。容我重申，多數現代人層出不窮的慢性疲勞、頭痛以及精神不穩定等「無法解釋的身體不適」，蛋白質不足是關鍵主因。

蛋白質無法蓄積，必須每天攝取身體所需的量才行。

蛋白質需求量因人而異

方才提過蛋白質需求量會因人而異，在此為大家介紹下述4種人的蛋白質需求量，姑且作為概略的參考依據：

（1）蛋白質不足的人
（2）運動量大的人
（3）不缺乏蛋白質但缺乏運動的人
（4）生病的人

接著依序為大家進行說明。

（1）缺乏蛋白質的人

蛋白質的每日建議攝取量：體重（kg）×2～3
※體重以「理想體重（建議BMI20～22）」來計算

平時沒在攝取乳清蛋白，每餐的肉類及蛋類也沒有攝取到足夠的量時，所有人都可看作是蛋白質不足。腹部周圍的內臟脂肪，就是過去攝取的飲食醣類過多且蛋白質不足的證明，所以必須以這個參考依據為基礎，好好改善飲食習慣。

按照這個公式，體重60kg的人，一天必須攝取120～180g的蛋白質。

參閱217頁的一覽表即可得知，65g牛肉可攝取到10g蛋白質，因此如要單吃牛肉攝取到120～180g的蛋白質，竟然得吃下780～1170g的牛肉（前文提過我一餐會攝取到這些份量），有些不切實際對吧。

尤其長期蛋白質不足的人，消化吸收能力普遍較差，而且除了腸胃之外，消化酵素也是從蛋白質製造出來的，所以勉強吃這麼多肉才會讓人噁心想吐。

此時肉類及蛋類只要能吃就吃，不足的部分再靠乳清蛋白加以補充即可。乳清蛋白是由蛋白質提煉而出，所以優點是不需要像消化肉類及蛋類那樣費力氣。

不過也有一些人的胃連乳清蛋白都無法消化吸收，而且這類患者我真的有遇到好幾位。這時候可從5g這等極少份量開始嘗試，不要1次就吃到建議攝取量（產品說明上註明的量＝大約20g蛋白質左右），就能順利攝取乳清蛋白了。

像是BMI未滿18.5，蛋白質不足程度最嚴重的人，起初1次5g，1天吃2～3次。經過2～3個月之後，最終就能喝到建議攝取量（1次的蛋白質含量為20g左右）了。

順帶說明一下，在計算公式內的「體重」，有些人會以「現在的體重」來計算，有些人則會使用「理想體重」。

我建議基本上應以「理想體重」來計算，且建議大家的「理想體重」應落在BMI 20～22。

（2）運動量大的人

蛋白質的每日建議攝取量：體重（kg）×2～3

※體重以「理想體重（建議BMI 20～22）」來計算

經常做肌力訓練或有氧運動的人，因為有使用肌肉的關係，相對為了修復肌肉需要更多的蛋白質，蛋白質需求量也會變多。所以必需的蛋白質，會與「蛋白質不足的人」一樣。

（3）不缺乏蛋白質但缺乏運動的人

蛋白質的每日建議攝取量：體重（kg）×1

※體重以「理想體重（建議BMI 20～22）」來計算

※有生理期的女性，最少須攝取體重（kg）×1.3公克

此時是以體重60kg為例，所以每日須攝取蛋白質60g。進展到這種程度之後，也可改成高脂質飲食。只要不會有蛋白質不足的問題，高脂質飲食會使內臟脂肪非常穩定。

（4）生病的人

蛋白質的每日建議攝取量：體重（kg）×2～3

※一般在各種疾病下，必須向了解營養知識的醫生諮詢

※腎功能衰竭正在接受血液透析的人、即將需要血液透析的人，務必要向醫生諮詢

※體重以「理想體重（建議BMI20～22）」來計算

此時蛋白質需求量會因不同疾病而異。

比方說腎功能衰竭正在接受血液透析，或是即將需要血液透析的人，從食物中攝取蛋白質的當下，很容易同時攝取到「磷」。磷雖是人體必需的礦物質之一，但是當體內的磷過剩時，將對健康造成不良影響。即便透過人工透析方式，但是憑藉著現代醫學還是很難將磷去除，所以會使透析時間及頻率增加。

因此當腎臟出問題的時候，務必聽從醫囑，在精通營養與疾病的醫生指導下逐步改變飲食。

另外，很多時候蛋白質不足都是造成各種疾病的主要原因之一，所以多數人還是必須攝取到體重2～3倍公克數的蛋白質。

不過我要再次重申，務必在精通營養與疾病的醫生指導下，逐步改變飲食。雖然我已經像這樣多次提醒，但是包含我自己在內，身體出現不適的人還是不斷增加。所以我要再次叮嚀大家，生病時要改善飲食的話，請務必向精通營養與疾病的醫生諮詢。

蛋白質脂質飲食的「脂質」是什麼？

本章節將來探討一下「蛋白質脂質飲食」中「脂質」的部分。

一般我會推薦大家攝取的脂質，是動物性或內含於動物肉類及魚類當中的脂質、豬油或牛油、鮮奶油等等；植物性脂質的話包含橄欖油、椰子油、MCT油、荏胡麻油、紫蘇油、亞麻仁油等等。

不適合攝取的脂質，就是所謂的沙拉油，例如打發鮮奶油、人造奶油、起酥油、菜種油、菜籽油等等，內含較多反式脂肪，損害健康的風險相當高。

攝取蛋白質的基本概念意外地簡單，「蛋白質不足，或是因肌力訓練消耗較多蛋白質的人，蛋白質也就需要多攝取一些」、「蛋白質充足的人，蛋白質也就能少攝取一些」。

而脂質也有一些調整的空間。因為只有攝取單純的脂質並不會發胖，但在胰島素額外分泌出來的狀態下大量攝取脂質的話，還是會形成體脂肪。如要適度攝取脂質，經常必須同時考量到「胰島素分泌的情形」。

反之，在胰島素沒有額外分泌出來的狀態下，攝取單純的脂質也不會發胖。

脂質和什麼食物一起吃最容易使人變胖？

如同第1章所言，攝取脂質之後，內臟脂肪囤積的程度會視一同攝取的食物而出現天差地別的結果。因此現在來為大家復習一下，請大家先好好了解並記住下述3種「脂質＋〇〇」的飲食模式。

（1）攝取脂質＋大量醣類之後

（牛肉蓋飯、咖哩飯、豚骨拉麵、奶油蛋糕等等）

↓

大量胰島素會額外分泌出來

↓

脂質會形成體脂肪

（2）攝取脂質＋適量蛋白質之後

（雞腿排奶油燒、肥肉很多的叉燒等等）

↓

胰島素會額外分泌出來

（內臟脂肪多的話，會「大量」額外分泌出來）

↓

胰島素比單吃蛋白質時少

※胰島素分泌量較少，因此不會形成那麼多的體脂肪

（3）攝取大量脂質＋大量蛋白質之後

（逾800g的牛排佐奶油、特大起司漢堡排等等）

←

大量胰島素會額外分泌出來

←

脂質會形成體脂肪

※多餘的蛋白質也會經由糖質新生形成體脂肪！

限醣再攝取蛋白質與脂質的話，就能減少胰島素的分泌量。但是同時大量攝取蛋白質和大量脂質之後，並不會瘦下來，反而還很有可能會變胖。

「明明有確實限醣卻還是瘦不下來」的人，時常都有這種高蛋白加上高脂質的飲食習慣。而且這些人都是BMI超過30，屬於「內臟脂肪大量囤積」的身材。即便醣類及蛋白質的攝取量相同，這類型的人還是會有大量胰島素分泌出來，「超級容易變胖」。

「不攝取醣類的話，肉類和油脂不是吃再多都沒關係嗎？」不少人以為如此，於是大吃大喝，這樣子自然無法減去內臟脂肪。採行蛋白質脂質飲食體重卻減不下來的人，請檢討一下飲食的份量。

以結論來說，蛋白質脂質飲食須像下述這樣，適量的蛋白質加上較多的脂質，才容易使內臟脂肪穩定下來。

〔減少內臟脂肪最理想的「蛋白質脂質飲食」攝取比例〕

- 蛋白質：中等程度
- 脂質：稍多
- 醣類（碳水化合物）：稍少（盡量為零）

有在做肌力訓練或有氧運動的人，相當需要蛋白質用來修復肌肉，所以必須增加蛋白質的攝取。

而且運動需要精力，所以最好在運動的半天前或2～3小時前增加脂質攝取量，精力才會持久。

改為高脂質飲食的優點

當身體習慣高脂質之後，除了內臟脂肪會減少，還會出現其他各式各樣的優點。為什麼充分攝取脂質好處多多，接下來逐一為大家說明。

（1）幾乎不會釋出胰島素所以脂肪細胞不容易變大

誠如過去一再重申的一樣，使脂肪細胞變大，內臟脂肪會增加的導火線，就是胰島素大量分泌。針對這點，只要是攝取純粹的脂質，幾乎不會引發胰島素額外分泌出來，因此可以減少內臟脂肪增加的時間。

而且也不會受到胰島素帶來的各式傷害，所以不需要耗費多餘能量及原料修復身體，這也是一個很大的優點。

另外說到胰島素並不是「不會分泌出來」，而是「幾乎不會分泌出來」，意指一部分的脂肪酸會轉移到糖質新生上，相對會變成血糖，因此可能會有些許胰島素分泌出來。話雖如此，這等程度的血糖並不會促使胰島素額外分泌出來。

（2）成為理想的能量來源

由於脂質會成為很好的能量來源，所以事先若有充分攝取脂質的話，空腹感就會減輕。只是脂質需要一點時間才能轉換成能量，所花費的時間長短如下所述：

・MCT油：攝取後3～4小時
・鮮奶油等長鏈脂肪酸：攝取後5～6小時

脂質並不會像醣類一樣立即變成能量，多少需要一點時間，所以必須事先預留時間攝取，而且最好要少量多次持續攝取。

有的人會在早上將椰子油或MCT油加入咖啡中飲用，有的人則是習慣將少量鮮奶油混入紅茶中裝進保溫容器裡慢慢喝，我認為按照大家愛用的方式來做即可。

不過鮮奶油內含些許醣類（100ml內含5g左右），所以一口氣喝下一盒鮮奶油（200ml）的話，會導致胰島素額外分泌出來，所以請特別小心。只要每次攝取的醣類超過5g，就會造成胰島素額外分泌。如果是在兩小時內攝取5g以內的醣類，胰島素幾乎不會額外分泌出來，所以請控制在這個範圍之內。

（3）可以減輕醣類依存、甜味依存的現象

大量攝取脂質之後，會變得不想吃醣類或甜食，容易擺脫醣類依存現象。這點原因如前文所述，由於脂質會變成很好的能量來源，當身體被充分能量充飽電後，想吃醣類的欲望便會減輕。再加上脂質也有輕度的依存現象，所以會蓋過醣類的需求性，醣類依存便會減輕。

過去我已經遇到許多患者，都是藉由攝取脂質緩解了重度的甜食依存症。

（4）不會消耗肌肉

攝取脂質作為能量來源後，就不會平白無故引發糖質新生使肌肉消減，所以可預防肌肉變少。

脂質應從何處攝取？

「脂質的分類過於五花八門，不知道從何攝取才好！」我想很多人都有這樣的困擾，其實只要依循下述３個重點，實際應用即可。

（1）清澈血液的營養素：Omega－3

（２）即時轉為能量：ＭＣＴ油

（３）慢慢轉為能量：動物性脂質（奶油、鮮奶油等等）

可使血液變清澈的Omega－3，是肉食者以及體弱多病的人不可或缺的脂質。另外再攝取其他兩種「可形成能量的脂質」後，即可減少醣類的需求量，預防肌肉分解。

接著就來依序說明。

（１）清澈血液的營養素：Omega－3

Omega－3脂肪酸，又稱作「Omega－3 fatty acids」，也寫作「ω－3脂肪酸」、「n－3脂肪酸」。

攝取Omega－3之後，最後會在體內轉變成ＤＨＡ或ＥＰＡ。而ＤＨＡ與ＥＰＡ大多內含於魚類當中。

另外橄欖油、亞麻仁油、荏胡麻油、紫蘇油等油脂，也會在體內轉變成ＤＨＡ與ＥＰＡ。

不過荏胡麻油與「麻油」完全不同，荏胡麻為唇形科的植物，事實上荏胡麻油與紫蘇油是一樣的油脂。

過去荏胡麻油的知名度低，所以主要是以紫蘇油的名稱加以販售。一聽到紫蘇，一定會聯想到紫蘇葉，不過紫蘇葉內含的油脂成分較少，因此紫蘇油（＝荏胡麻油）都是由種籽壓榨而成。亞麻仁油、荏胡麻油（紫蘇油）並不耐熱，所以不能加熱烹調，主要用來取代淋醬。

另一方面，由於橄欖油耐熱，加熱後也不會變質，因此適合加熱烹調當作熱炒用的油脂。

肉食者不可缺少Omega－3

攝取脂質有一大關鍵，請大家一定要了解並記住，就是內含於肉類及沙拉油當中的Omega－6脂肪酸，與Omega－3脂肪酸的比例十分重要。因為現在研究發現，Omega－6增加太多的話，體內就會發炎。

雖然肉類的脂質當中也內含Omega－3，但是多半皆為Omega－6。因此肉食時不可少了Omega－3，才能取得平衡。單吃肉食使得Omega－6增加太多的話，體內通常會發炎、引發動脈硬化等症狀。

Omega－3屬於敏感細膩的脂質，特性是不耐熱。雖然大多內含於魚類當中，但是無法暴露在氧氣下也不耐熱，因此將魚燒烤或曬成魚乾後，Omega－3就會銳減。所以想攝取Omega－3的人，魚類最好以生吃（生魚片）、燉煮、清蒸、罐頭（密封後再加熱）的方式加以攝取。

小心「看似健康的油」其實內含陷阱！

對於市面上販售的「〇〇油」一定要小心，因為這些油都會標榜「內含〇〇成分」、「使用〇〇成分」。

通常這些油只有「加入少許成分」，其他脂質則用了便宜的沙拉油，其實主要都是在攝取反式脂肪，整體來說有害無益。就和把藥混入毒中還是毒、將水摻入泥水裡還是泥水一樣的道理。

例如下述強調「健康」形象行銷的油，全都是沙拉油的一種，會使身體發炎，而且內含大量容易造成動脈硬化的反式脂肪，所以請大家要特別留意。

菜種油、菜籽油、大豆油、玉米油、葵花籽油、紅花籽油、葡萄籽油、玄米油、棉籽油。

另外若是鮮奶油的話，只要有標示著「１００％動物性油脂」，就是不含反式脂肪，但若是加上「打發」二字的鮮奶油，則是植物性油脂的加工產品，所以會內含反式脂肪。兩者名稱類似容易混淆，卻是完全不同的產品。

外食或是現成市售食品（例如甜點等等）中「類似鮮奶油的物質」，基本上幾乎都是「打發鮮奶油」，內含反式脂肪，最好避免攝取才能確保身體健康。

如何挑選Omega－3的營養補充品

「沒辦法每天吃魚」的人，可利用「Fish Oil」等營養補充品來替代，並且盡量選擇DHA及EPA濃度高的產品。

我習慣吃1顆膠囊內含1000mg的Fish Oil，其中80%為DHA或EPA的產品，所以這等程度的營養補充品我才敢推薦給大家。

現在日本市面上販售的一般多為濃度低的產品，所以選擇時請大家多加注意。

（2）即時轉為能量：MCT油

MCT油中的「MCT」，指的是「中鏈脂肪酸（Medium Chain Triglyceride）」，近來開始受到大家矚目，商店裡也經常看得見了。

方才提過的「長鏈脂肪酸」，內含於EPA及橄欖油中。而中鏈脂肪酸比這種長鏈脂肪酸的體積更小一些。

長鏈脂肪酸在進入細胞內的線粒體內部時，需要維生素C與肉鹼，這點在前文已經說明過了。也就是說，想要燃燒長鏈脂肪酸，維生素C及肉鹼是不可或缺的。

但是ＭＣＴ（中鏈脂肪酸）就不同了，當ＭＣＴ要進入線粒體內部時，居然不需要維生素C也用不到肉鹼。因此中鏈脂肪酸可說是非常「容易燃燒」的脂質。

長鏈脂肪酸在轉變成能量之前，需花費5～6小時的時間，反觀中鏈脂肪酸只需要3～4小時就能變成能量。所以想更快從脂質攝取到能量時，中鏈脂肪酸就非常適合。

而且中鏈脂肪酸還有一個優點，有助於迅速增加酮體，可對身體帶來有益的影響。酮體為脂質的代謝產物，能幫助身體減緩發炎反應、抑制癌細胞增加、減輕空腹感。

（資料來源：https://www.nisshin-mct.com/contents/page195.html）

近來ＭＣＴ油愈來愈受到大家矚目，因為可從中攝取到中鏈脂肪酸。而ＭＣＴ油是從椰子油中單獨萃取出中鏈脂肪酸，所以ＭＣＴ油幾乎１００%全是中鏈脂肪酸。

椰子油當中除了中鏈脂肪酸之外，還內含其他成分。大致來說，椰子油有60∫70％左右為中鏈脂肪酸，剩餘的絕大多數都是長鏈脂肪酸（不同產品的內含比例各異）。

有些健康的脂質在ＭＣＴ油裡找不到，椰子油中卻含有這些脂質，所以應視目的再決定如何選購。

各自的差異為大家列舉如下：

ＭＣＴ油

・一年到頭幾乎是無色透明的液體
・幾乎沒有味道
・不太容易引發蕁麻疹、胃部不適

椰子油

・比ＭＣＴ油還容易引發蕁麻疹、胃部不適
・氣溫低時會凝固
・具有獨特的香氣

另外，我吃了椰子油之後，容易引發胃部不適，每天持續攝取還會起疹子。不過這兩種油如果一開始就大量攝取的話，全都會導致胃部不適及腹瀉。因此每次的用量應從1小匙開始使用，日後再慢慢增加攝取量。會出現皮膚問題的人，只要停止攝取就會改善。

小心劣質椰子油、MCT油！

這兩種對健康有益的油還是存在陷阱，所以選購時要多加小心。利用藥品、添加物或加熱等方式將油萃取出來的方法，統稱「化學製法」，這類產品內含不必要的物質，營養素會遭受破壞，所以能免則免。

非化學製法萃取而成的椰子油，通常會有形形色色的標示，例如特級初榨椰子油、頂級初榨椰子油等等。

但是這樣的標示還是會有「魚目混珠」之嫌，所以請多加留意。常見打著「特級初榨」的名號，實際內容物卻大相逕庭的產品。基本上在店裡便宜販售的產品，徒有其名的產品不計其數，因此必須小心留意才行。

除了椰子油之外，所有的MCT油也並非全是優質產品。劣質的MCT油當中，有些除了椰子油之外，還會使用棕櫚仁油這種油脂，請大家在選購時仔細確認原料名稱是否為「100%椰子油」。

還有會標示出「有機」、「Organic」的產品，食用起來更健康。當然這些標示當中還是會有「魚目混珠」的可能性，所以單看標示還是無法安心，購買時務必詳加調查確認安全與否。

（3）慢慢轉為能量：動物性脂質（奶油、鮮奶油等等）

動物性油脂含有大量前文提過的「長鏈脂肪酸」，因此需要花費5～6小時才能慢慢變成能量，可說很適合持久戰。

攝取脂質之後一直到變成能量之前，這段時間會一直出現空腹感。這時候要是吃下醣類或大量蛋白質後很容易變胖，所以必須小心。一直有空腹感的期間，不妨攝取水分、散步一下，想辦法緩解空腹感。如能同時攝取能立即轉變成能量的MCT油，也能降低空腹的感覺。

奶油幾乎全部都是脂質，幾乎不含醣類。

鮮奶油則含有少許醣類（100ml中內含3g醣類左右）。另外雖然並非主流商品，不過還有介於奶油與鮮奶油之間的「凝脂奶油」，無論是外觀或是味道，正好都落在奶油與鮮奶油中間，入口即化。有時在高級超市內，也都會販售凝脂奶油。

大致說來，牛油100%全為脂質，「牛油減肥」過去曾一舉成為注目焦點，基本上都會烤來吃。而豬油則會用於烹調的時候。

此外，有些豬油並不像牛油一樣呈現「塊狀」，而是裝入類似美乃滋的容器裡，幾乎沒什麼味道，還能取代保濕劑塗在皮膚上。聽我這麼一說，大部人都會感到驚訝，不過比起從礦物提煉出來的油，豬油引發過敏的可能性較低，而且還會滲透到肌膚裡，無論老人小孩都能放心使用，所以是非常優異的保濕產品。

脂質應攝取多少才算適量？

最適當的蛋白質攝取量如前文所述，其實已經有一個明確的標準，但是坦白說關於最恰當的脂質攝取量，至今仍沒有一個答案。

因此必須從少量開始嘗試，看看身體狀態如何還有體重的起伏，再找出最適合自己的攝取量。

另外還必須考量到蛋白質的攝取量，兩者兼顧才行。攝取高蛋白（一日的攝取量：體重〔公斤〕×2～3公克）的話，最好同時攝取高脂質進行調節，否則即便是零醣飲食，還是很有可能變胖。若是一般的蛋白質攝取量（1日的攝取量：體重〔公斤〕×1公克），反而會演變成能量不足，所以最好採取高脂質飲食。

無論如何，都必須好好管控醣類。高醣飲食又攝取脂質的話，在胰島素影響下，體脂肪將與日俱增。所以高脂質飲食基本上就是必須斷醣。

如果有充分攝取脂質的人，大致上也都需要透過營養補充品補充維生素，關於這部分容後再述。

一看就懂！蛋白質脂質飲食

蛋白質	脂質	
主要從肉類、蛋類、蛋白素中攝取 牛肉、豬肉、雞肉皆可！ **蛋**算是完全營養品！ **魚肉**作為輔助角色 **蛋白素**只能選擇乳清蛋白！ 大豆蛋白NG 1日的**建議攝取量** （絕大多數的日本人都是如此！） ①蛋白質不足的人，運動量大＆生病的人 **⇒體重（kg）×2～3g** ②不缺乏蛋白質，運動量普通的人 **⇒體重（kg）×1g** ③有生理期的女性 **⇒體重（kg）×最少1.3g** 體重**以「理想體重」**來計算	**從Omega-3、MCT油、奶油、鮮奶油攝取** **Omega-3** 肉食者不可或缺！ 荏胡麻油、亞麻仁油、紫蘇油等等 **⇒直接食用** 也可利用營養補充品攝取 **MCT油** 立即成為能量！ 最適合用來應付空腹感◎ 還可以加入咖啡裡 **動物性脂質** 奶油、鮮奶油、牛油等等 慢慢轉為能量	如果目的是減少內臟脂肪，務必**完全零醣**最是理想 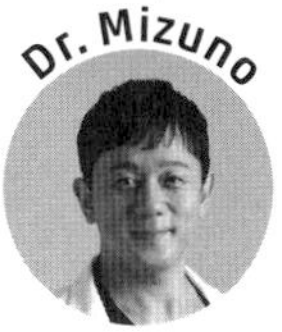 維生素、礦物質利用營養補充品加以補充 ⇒參閱248頁

燃燒脂肪少不了「鐵質」

實行蛋白質脂質飲食時，除了蛋白質與脂質之外，還有一些很重要的營養素必須攝取。本章節將針對這部分為大家詳細解說。

首先第一個要提出來的營養素，就是鐵質。誠如第4章所言，少了鐵質，內臟脂肪便無法燃燒，因為在燃燒脂肪產生能量的過程中，一定需要鐵質。但是如前文所述，鐵質雖是非常重要的礦物質，卻是非常多日本人會缺少的營養素。

尤其日本停經前的女性，幾乎全部都有鐵質不足的問題。男性也一樣，有精神疾病或代謝症候群的人，大多都會鐵質不足。另外做過各種精密檢查還是找不出原因的不孕症，推測也有很高機率是鐵質不足。包括母親在懷孕中還有生產後，鐵質都會銳減，因此像是產後憂鬱還有虐待兒童等現象，很多時候都可視為是鐵質不足的結果。

由前文描述的日本社會現象，可得知鐵質不足的人到處都是，像這類鐵質不足的人，就必須攝取鐵質的營養補充品。

如何檢查鐵質是否不足？

鐵質不足可經由抽血檢查得知結果。

現在只要上網預訂，就能郵購到檢查鐵質的簡易套組，收到後用小針在指尖刺一下（只會瞬間痛一下而已），再將微量血液滴入檢查套組內郵寄出去即可。

但是這終究是簡易的檢查，所以會有誤差。而且對於有肝功能障礙或身體發炎的人，可能將他們原本「存在體內的鐵質含量」判斷錯誤，所以必須一併檢查肝臟及炎症等，並無法利用簡易檢查檢測出來。

大家必須了解一點，簡易檢查可以簡單檢測出鐵質，相對也會有誤判的風險。

如果連其他因素都要考量在內再抽血檢查正確驗出鐵質的話，只能上醫療機構抽血檢查。但是目前願意抽血檢查鐵質的醫療機構並不多，就算你是為了「想確認鐵質是否充足」而拜託醫療機構抽血檢查，多數醫療機構還是會表示「並沒有提供這項服務」。

這與目前禁止「混合醫療」有關係。所謂的混合醫療，意指健保給付範圍內的醫療項目，與患者全額負擔的自費醫療項目同時進行。基本上有提供健保醫療的醫療機構，加上自費醫療後會有變成混合醫療的疑慮，所以通常會迴避自費醫療。

假如以健保醫療提出申請的部分被視為混合醫療的話，包含罰款等各種處罰都會落在醫療機構頭上。

順帶一提，患者並不會受到處罰。因此不知情的患者才會肆意拜託醫療機構，但是有時卻會對醫療機構造成很大的麻煩。

由於醫療機構的官方網站上大多不會明列出檢查項目，所以無法得知能否抽血檢查鐵質，只能事先致電親自詢問。

此外，就算能巧妙解決這些難題，萬一抽血後得知檢查結果，大多數的醫生是會判定「沒有鐵質不足的問題」。因為一般的醫生，通常只看鐵蛋白的標準值，才會做出「沒有鐵質不足」的判斷。

理由如前文所述，因為標準值設定得非常低的關係。如何判斷是否鐵質不足，只能請教對鐵質有深入了解且經驗豐富的醫生了。

判斷鐵質不足最少需要做下述檢查：

●鐵質相關：血清鐵、TIBC、鐵蛋白

●發炎指數：白血球的數量（盡量以白血球分類計數＝WBC differential

count）、CRP

●肝功能指數：GOT、GPT、γ-GTP、ALP

●營養狀況評價：BUN（血中尿素氮）、Cr（肌酸酐）、Alb（白蛋白）

委請醫生判斷之前，想先到臨近醫療機構完成抽血檢查的人，不妨參考上述的檢查項目。

只有在「強烈懷疑有相關疾病」的時候，才適用保險給付，如果沒有符合各項檢查項目的疾病之虞，並不適用保險給付，只能自費。

鐵質營養補充品的相關知識

前文提過，已經受到全世界公認的「螯合鐵」，在日本並未取得許可。目前在日本國內銷售的鐵質營養補充品，使用的都是「血紅素鐵」，價格相對較高，卻只有內含少量鐵質。這樣一來，無論每天再努力攝取營養補充品，還是無法解決鐵質不足的問題。

有月經的許多女性都有嚴重鐵質不足的問題，所以格外須靠鐵質營養補充品積極攝取鐵質。日本製的血紅素鐵對於鐵質不足的人幫助不大，所以我都會推薦大家購買外國製的螯合鐵營養補充品。

鐵質需求量因人而異，大致上1天需要100mg左右的鐵質。血紅素鐵營養補充品1天份的量約為3～10mg，含量多的也不會超過20mg，但是螯合鐵1顆膠囊就含有18～36mg的鐵質。

靠營養補充品攝取鐵質時，務必抽血檢查追踪改善效果。因為攝取鐵質後血液會增加，月經時出血量反而會變多，所以不時會出現鐵質缺乏情形變嚴重的案例。甚至有人每天攝取300mg鐵質時，會加上少量止血劑，如此才能勉強維持住鐵質的量。

一旦經血量過多的時候，有些人最好還是要吃藥停止生理期。

燃燒脂肪必需的維生素、礦物質須靠營養補充品

執行蛋白質脂質飲食的時候，到了燃燒脂肪的代謝與製造能量的階段，維生素及礦物質在在不可或缺，所以一定要靠營養補充品攝取各種維生素、礦物質。基本上請大家要心理有數，進行蛋白質脂質飲食的同時，務必同時補充營養補充品。尤其

想要迅速燃燒脂肪，不可欠缺的就是維生素Ｂ群、Ｃ、Ｄ、Ｅ、鎂及鋅等營養素。我要再次重申，這些營養素單靠食物很難滿足身體所需，所以切記要靠營養補充品來補充。

維生素Ｅ的種類繁多，推薦大家吃其中效果最好的天然型式「d-alpha-tocopherol」這種維生素Ｅ營養補充品。

維生素Ｂ群主要有菸鹼酸（Ｂ3）、泛酸（Ｂ6）、葉酸、生物素等等。基本上在維生素Ｂ群沒有不足的情況下，吃綜合維生素或Ｂ群營養補充品攝取即可。但是吃了脂質後會噁心想吐的人，很有可能是維生素Ｂ2不足，所以要單吃維生素Ｂ2的營養補充品加以補充。

另外誠如前文所述，有肉食習慣的人一定要攝取Ｏｍｅｇａ－３。魚類便富含Ｏｍｅｇａ－３，但是不習慣每天吃魚的人，建議吃ＥＰＡ、ＤＨＡ營養補充品來攝取。

建議攝取的各種維生素、礦物質及其份量

維生素 B 群	各種維生素 B 群各 100 ～ 200mg / 日 葉酸 800 ～ 1600mg / 日
維生素 C	最少 3000mg / 日 有高尿酸血症的人為 4000mg / 日
維生素 D	維生素 D3 為 5000IU / 日 超過上述份量時還須攝取維生素 K
維生素 E	「d-alpha-tocopherol」為 400 ～ 800IU / 日 留意出血現象
鎂（Mg）	250 ～ 500mg / 日
鋅（Zn）	25 ～ 50mg / 日
EPA/DHA	800 ～ 1000mg / 日 避免攝取低純度的產品。若要因應動脈硬化症狀，單 EPA 須為 1800mg / 日 另需留意出血現象

優先順序最重要！

至此已為大家說明了蛋白質脂質飲食期間應攝取的營養，想要減去並燃燒內臟脂肪，如果基礎部分不夠扎實的話，全盤計畫恐會平白落空。而這裡提到的基礎，就是要搞清楚優先順序。

限醣飲食是一種著重在「減法」上的飲食法，顧名思義，就是要減去醣類，因為醣類過多將引發許多身體不適及疾病。

反之，蛋白質脂質飲食則是將焦點放在「加法」上，因為在限醣飲食的減法原則下，經常見到許多人出現身體不適的情形。

尤其在限醣飲食剛剛普及的時候，有人曾經因為身體狀況變差，而認為「限醣飲食十分危險」，這些人絕大多數都是因為減法的飲食觀念導致失敗才會如此。

總而言之，就是在蛋白質不足，脂質也不足，因長年醣類過多使得維生素及礦物質也都不足的狀態下，再加上減去醣類之後，才會導致失敗。在營養素呈現負數的狀態下，再加上減法的飲食觀念，最終以失敗收場。

蛋白質脂質飲食就是用來對付這種減法飲食觀念所造成的失敗。第一步，要先解決「原本營養素呈現負數的狀態」，以此為目標。

如果搞錯了本書中一再重申的「優先順序」，反而很有可能變得不健康，所以切記要先「加」再「減」。

也就是說，若要貫徹「限醣飲食」，請先滿足身體所需的蛋白質、脂質、鐵質、維生素及礦物質。在營養不足的狀態下過度限醣的話，難免會能量不足。

在缺乏蛋白質、脂質、鐵質其中一種營養素的狀態下，代謝不會啟動，無法製造出充足的能量，所以才要先「加」再「減」。

直到習慣「吃不飽……」為止

剛開始限醣飲食時，會有「怎麼吃也吃不飽的感覺」。

這種感覺是因為進行限醣飲食後，血糖值不會上升的關係。不過這種「吃不飽的感覺」，才是原本的生理現象。「原本的飽足感」就是食物有進入到胃裡頭了，請大家要好好習慣一下。

還沒習慣這種原本的飽足感之前，該如何因應才好呢？有兩個方法可以解決，如下所述。

這時可以攝取「純粹的脂質」，或是「低醣的蛋白質」。

持續限醣飲食，一直堅持下去之後，吃不飽的感覺就會逐漸消失，如此即可證明營養已經開始充足了。對付甜食依存、醣類依存，攝取「純粹的脂質」最有效果。

而且多數的日本人都是蛋白質不足，所以充分攝取蛋白質在限醣飲食初期是非常重要的一件事。

斷食、禁食的相關知識

現在大家已經了解許多關於蛋白質脂質飲食的觀念了。這時候，也許你會突然心生疑問：「不吃東西不就能瘦下來了嗎？」

的確是這樣，什麼都不吃當然會瘦。如果只想「以最快的速度瘦下來」，單靠水和鹽的斷食速度最快。

我也曾經有一段時間，一再進行48小時的斷食，當時的確很順利地瘦下來了。大家都知道，進行這類的斷食，肌肉量不太會減少。甚至有一種說法，「體脂肪率不到4％以下肌肉並不會分解」。

（資料來源：https://ameblo.jp/naikaimizuno/entry-12317656979.html）

確實如此，就算斷食肌肉量也不太會減少，但這只是表示「量不會減少」，另一方面肌肉卻會隨著時間而出現劣化。繼續使用肌肉的話，時間愈久自然劣化情形也會不斷進展下去。

而且一直反覆斷食的期間，構成身體的材料無法完全補充的狀態會持續下去，因此老廢肌肉便無法重新生成汰舊換新。

也就是說，雖然可以放心「肌肉量會維持」，但是背地裡肌肉、皮膚等身體構造卻會不停劣化下去。

如果一直限制蛋白質的話，體內這些劣化情形將會不斷進展。

因此在蛋白質不足的階段，斷食可說是一種「禁忌」。放任身體劣化，就像在自行培植生病的禍首。

若要斷食，請在蛋白質沒有不足的狀態下進行，而且兩次斷食時間應間隔1個月左右。

話說回來，方才已經帶大家了解與蛋白質脂質飲食有關的各種營養素（蛋白質、脂質、鐵質、維生素、礦物質），以及相關的注意事項了。想要減去內臟脂肪，這些都是必需的基本營養素。

當然還需要其他瑣碎的營養素，但是首先請養成習慣，充分地攝取這些基本的營養。

蛋白質脂質飲食會使身體發生哪些現象？

開始採行蛋白質脂質飲食後，會出現各種變化。這些變化，與第1章說明過的「醣類過多與胰島素過剩」引發的現象完全相反。

也就是說，可以預防「過去自己攝取的食物所造就出來的疾病」。

而且對於已經身患疾病的人，也能使病況進展緩和下來，甚至有可能改善，畢竟導致疾病的根本原因消失了，所以當然會如此。

在次頁的一覽表，將重新為大家彙整前文內容。

藉由蛋白質脂質飲食可預防、改善的疾病一覽表

「醣類過多與胰島素過剩」所導致的 3 大慢性風險	肥胖、失智症、癌症
代謝疾病	肥胖（內臟脂肪增加）、糖尿病、高脂血症（高 LDL、低 HDL、高 TG）
血管疾病	高血壓、狹心症、心肌梗塞、腦梗塞、腎硬化症
神經、精神疾病	失眠、憂鬱、恐慌、阿茲海默型失智症、血管性失智症
腫瘤疾病	良性腫瘤（息肉）、惡性腫瘤（癌症）
消化道疾病	逆流性食道炎、胃炎、非酒精性脂肪肝（NAFL）、非酒精性脂肪性肝炎（NASH）、肝硬化、肝細胞癌
骨骼、關節疾病	骨質疏鬆症、骨關節炎、五十肩
眼睛、皮膚、毛髮疾病	白內障、青光眼、黃斑部病變、痘痘、皮膚炎、乾癬、頭髮稀疏、掉髮
免疫疾病	自體免疫疾病（膠原病等等）
生殖系統疾病	不孕症、ED（勃起障礙）
全身疾病	老化

蛋白質脂質飲食因人而異

解說過各種營養素後，接下來要針對適合個人身體狀態的蛋白質脂質飲食詳細說明。

就像我一再提醒大家的一樣，每個人的差異性非常之大，一百種人就有一百種適合的飲食方式。因此我在本章提出來的，只是一般大略的分類。大家必須參考這些分類，調整成最適合自己的飲食方式。請根據下述解說內容，找出最適合自己的蛋白質脂質飲食。

有代謝症候群的人

代謝症候群的診斷標準，如46頁所示。大家經常以為，代謝症候群就是「營養過剩了」，但這只是意指「不需要的營養過剩了」而已。代謝症候群是醣類攝取過多，導致胰島素大量分泌，結果才會演變成體脂肪，尤其是內臟脂肪爆增的狀態。

有代謝症候群的人，腰圍尺寸會大一號的原因，就是因為這些爆增的內臟脂肪。

絕大多數有代謝症候群的人，都是醣類吃太多讓肚子有飽足感，因此身體需要的其他營養素，舉凡蛋白質、維生素及礦物質會不足，或是被浪費掉。

總而言之，「代謝症候群也就是營養不足」。

事實上有代謝症候群的人經抽血後發現，全都是BUN（尿素氮）未滿20，明顯蛋白質不足的人。而且因為大量醣質導致維生素與礦物質大量消耗的關係，幾乎可證實身體會缺乏這些營養素。

再加上前文說明過的，引發醣類依存的原因在於鐵質不足。一旦有鐵質不足的情形，線粒體便無法運作，只有分解醣類的系統會動作，能量效率將大幅下降，變成只能代謝醣類。

就像這樣，代謝症候群症狀愈多的人，營養不良的狀態愈嚴重。解決這些營養不足的方法，就是改吃蛋白質脂質飲食以改善代謝症候群。

想要從頭改善代謝症候群，應依照下述的優先順序來進行。

1解決蛋白質不足的問題
←
2解決鐵質不足的問題（尤其是女性，不過代謝症候群的男性其實也會缺乏鐵質）
←
3解決維生素、礦物質不足的問題

限醣飲食當然勢在必行，但是在上述各種營養素不足的狀態下限醣的話，線粒體將無法順利運作，所以除了醣類以外的物質全都無法好好代謝，終究會以失敗收場。

各種營養素不足的問題解決之後，醣類依存現象才會逐漸減輕。唯有靠蛋白質脂質飲食改善代謝症候群，才能使你「不會出現想吃醣類的衝動」。

剛診斷出代謝症候群的人

這種情形幾乎和「已經罹患代謝症狀群」的時候一模一樣，不過可以更輕鬆地減去內臟脂肪。因為在ＢＭＩ未滿30的情形下，只有脂肪細胞的「體積」變大而已，脂肪細胞的數量並沒有增加。

只要繼續解決各種營養素不足的問題，單靠限醣飲食，就能很順利地減去內臟脂肪，可說是容易減肥成功的類型。

如果你還稱不上是代謝症狀群的話，一切都還「來得及」。

「瘦子」卻有高脂血症的人

有一些人明明不胖，卻得留意膽固醇及中性脂肪的數值。

膽固醇會增加的原因如前文所述，證明你過度攝取醣類損害身體健康，已經是體弱多病了。為了改善這種情形，才會從肝臟製造出膽固醇。

再加上營養不足的話，也許連膽固醇也無法製造出來，雖然健檢時檢查不出來，但是事實上已經全身是病，卻無法好好修復。長年攝取大量醣類的素食主義者，就是這樣的狀態。

而且這類的人中性脂肪偏高的原因，也是受到醣類過度攝取的影響。

醣類會使血液中的中性脂肪增加，原因如前文所述一般。事實上有的人每天必吃麵包加水果，身材依舊纖瘦，但是這些人卻是ＬＤＬ膽固醇多，中性脂肪也偏高。當然在這種情形下最根本的對策，就是消除會造成「體弱多病」的原因，總之就是要限醣。

但是這些人與代謝症候群的情形一樣，明顯可見缺乏各種營養素。尤其是「身材纖瘦」的人，確實都有蛋白質不足的問題，而且多數人蛋白質不足的程度往往十分嚴重，然而眼下腸胃已經變得無法消化吸收蛋白質了，因此須花很長時間才能達到蛋白質的需求量。

這時候不必焦急，按部就班循序漸進增加蛋白質攝取量即可。當然，想要迅速改善蛋白質不足的問題，最好還是要善用乳清蛋白。

而且和代謝症候群的情形一樣，在營養不足的狀態下限醣只會以失敗收場，因此還是必須嚴守下述這樣的優先順序。

1 解決蛋白質不足的問題
←
2 解決鐵質不足的問題（尤其是女性，不過代謝症候群的男性其實也會缺乏鐵質）
←
3 解決維生素、礦物質不足的問題

接下來隨著各種營養不足的問題解決之後，再慢慢地階段性進行限醣飲食。身材偏瘦的人，無論在哪一個階段，切記都要放慢速度確實執行。

相信大家都了解了，雖然細節部分有所差異，但在任何情形下做法大致相同。無論是內臟脂肪或是膽固醇等其他許多數值的異常，根本原因就是「過度攝取醣類」，而且會因此損害身體健康、導致營養不足。不管是不是身材纖瘦，無論是否有代謝症候群，根本原因都是一樣的。

反過來說，雖然需要在細節部分做調整，但是大方向的執行方針大致相同，這點也可說是蛋白質脂質飲食的特徵。

肚子有點餓時，美食怎麼吃才對？

立志要「開始減肥」的人，最常遇到的一個現象，就是「半夜肚子餓了」。相信大家都有過這樣的經驗，我也經常遇到。

先為大家大略列舉一下這種「半夜肚子有點餓」的原因與對策。

（1）血糖值下降感到肚子餓的時候

只要攝取一些低醣食物，很容易就能解決。例如喝蛋白素、喝奶油咖啡，或是單吃肉類、魚類及蛋類等等。

（2）筋疲力盡意志力低落的時候

意志力會像肌肉一樣感到疲勞，此時透過深呼吸、瞑想、輕度運動等，就能使意志力恢復正常。不管做什麼都好，建議大家事先找出一個能靠自己確實且有效恢復意志力的方法。

（3）看到誘因多巴胺分泌的時候！

每次我們的欲望受到刺激之後，大腦就會分泌出多巴胺，引發「好想要！實在好想要！」的衝動，比方說看見超商裡陳列的美味食物時，就會如此。

此時最有效的解決方式，就是讓這些誘因離開視線10分鐘就行了。如此一來，多巴胺就會減少，你將會驚覺，「方才很想要的欲望怎麼突然消失了」。

（4）想要「犒賞一下自己」的時候

「今天很辛苦，所以多吃一些也沒差」，這種行為就是典型的「道德許可」，也就是「做了好事相對可以彌補惡事」的思維習慣。努力過後好好犒賞自己確實非常重要，但是請不要以美食來犒賞自己。

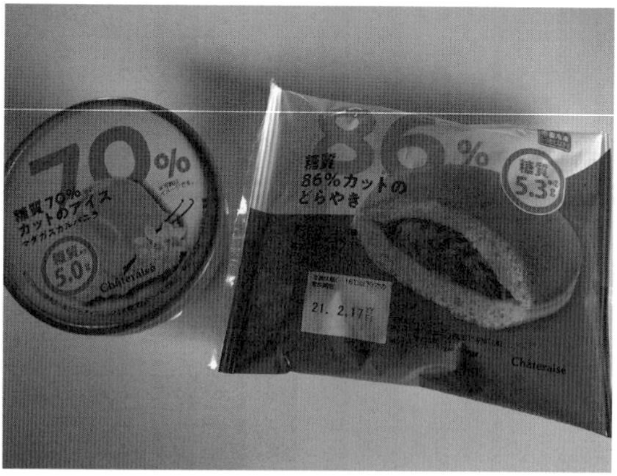

過去我有醣類依存的時候，通常會準備「Chateraise」減醣86%的銅鑼燒（右圖），與減醣70%的香草冰淇淋（左圖）來解饞。銅鑼燒的含醣類為5.3g，冰淇淋為5g。比起一般含有大量醣類的甜點，吃這些低醣食物會更健康。有些人還會冰在冰箱裡隨時備用。

事先備妥「對抗有點餓的簡單餐點」

半夜有點餓的解決對策，關鍵在於預防工作。

必須在「肚子有點餓……」的階段，就要設法填填肚子以防暴飲暴食。反正一味「忍耐」的話，一定會出現極大的反作用力。

有人在還有醣類依存現象的時期，會在飲食對策中加入減醣甜點的選項。比起在反作用力影響下，事後大吃一堆醣類，吃些減醣甜點反而更有幫助。相較於一般富含醣類的甜點，就算一次吃下兩個低醣甜點，還是能夠減少身體攝取到的醣類。

我也曾經在還有醣類依存的某段時期，在家存放了可以冷凍的甜點（右頁下方照片）。而且冷凍產品有利保存，非常方便。

另外水果中相較低醣的藍莓，現在幾乎一年到頭都能在超市或超商購買得到，所以買這類水果回家存放也是一種不錯的方法。與其在半夜大吃特吃其他含大量醣類的水果，吃藍莓還是好多了。

只不過，在肚子有點餓的當下，還是建議大家攝取肉類、蛋類及乳清蛋白。

我要再次提醒大家，千萬不可以壓抑欲望。不妨吃些含醣量少的食物，在這些食物當中，盡量以攝取蛋白質為主，快快滿足想吃的欲望吧！

具雙重效果可「減去」&「燃燒」內臟脂肪的蛋白質脂質飲食

最後再來復習一下，為大家整理出蛋白質脂質飲食對於內臟脂肪具備哪些效果。

過去在用餐時通常依照下述流程，於是內臟脂肪會一直增加。就像這樣，完全變成使「內臟脂肪」增加的最佳飲食方式。

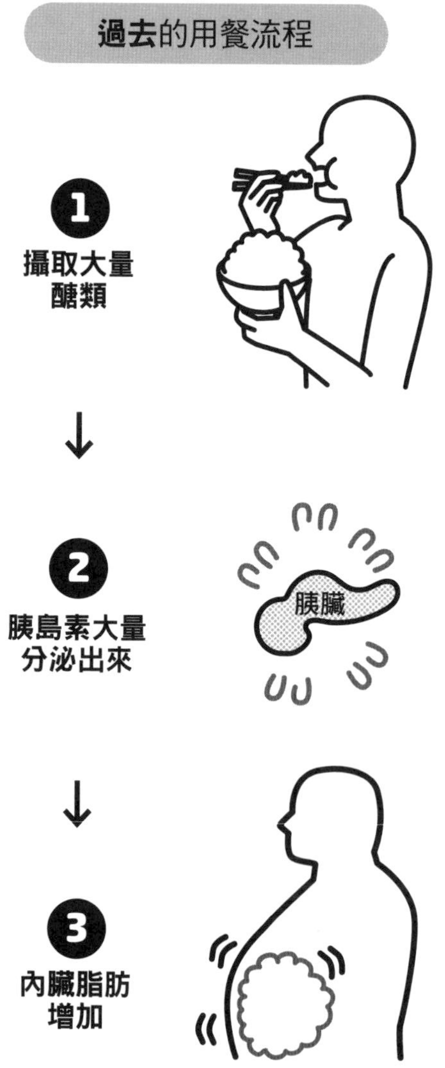
過去的用餐流程
1
攝取大量醣類
2
胰島素大量分泌出來
胰臟
3
內臟脂肪增加

相對來說，「蛋白質脂質飲食」則是依照下述流程在進食。

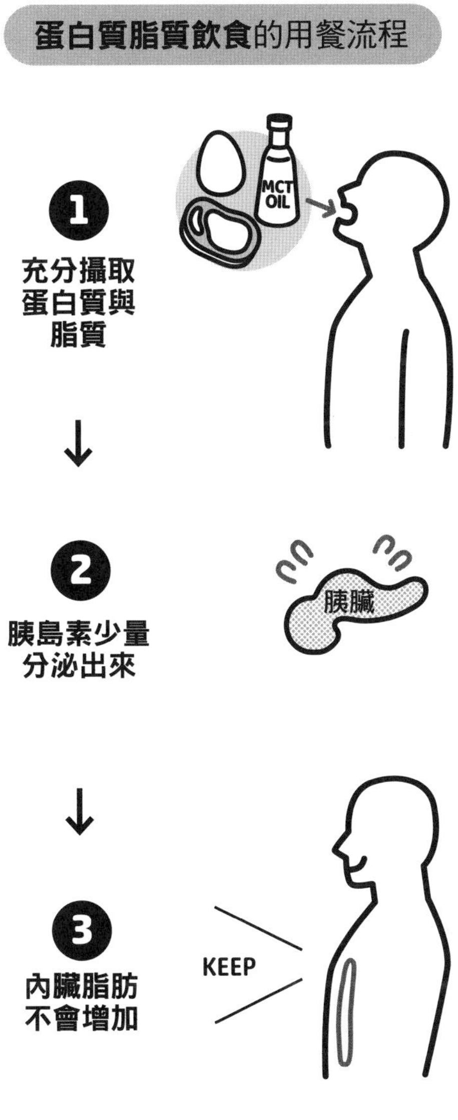
蛋白質脂質飲食的用餐流程
1
充分攝取蛋白質與脂質
MCT OIL
↓
2
胰島素少量分泌出來
胰臟
↓
3
內臟脂肪不會增加
KEEP

於是會變成不會使內臟脂肪增加的飲食方式，由此可知，透過蛋白質脂質飲食，使內臟脂肪增加的因素就會消失，而其中的重要關鍵就是：「不會促使胰島素分泌出來」。

另外蛋白質脂質飲食還有一大特徵，就是具有燃燒內臟脂肪的效果。人類只要活著就會使用能量，因此避免使內臟脂肪增加的話，多餘的內臟脂肪就可以作為能量被消耗掉，逐漸減少。

蛋白質
←（糖質新生）
血糖

關鍵在於利用這種轉換方式使用能量，因此只要不攝取醣類，在這種糖質新生作用時所使用的能量，就能藉由燃燒內臟脂肪製造出來。

也就是說，蛋白質脂質飲食算是**「不會使內臟脂肪增加」＋「可將多餘內臟脂肪用於糖質新生使之減少」**的最強陣法。

不過有一點必須留意，在這些「燃燒」代謝的過程中，還需要其他不可或缺的物質。

能夠有效燃燒內臟脂肪的燃燒裝置線粒體，需要各種營養素才能運作，相對來說效率會更好。意思是說，與其用火柴點火來發電，靠火力發電廠發電效率更佳。

譬如若要燃燒長鏈脂肪酸，需要維生素C與肉鹼，這部分如前文所述一般。為了使生成能量的回路動起來，大家還要記住維生素B群及鎂等也是不可或缺。此外為了讓水溶性維生素的維生素B群與維生素C起作用，也需要維生素E。

補充這類的營養之後，內臟脂肪才得以有效燃燒。

另外蛋白質與脂質當中，分別還具有以下功能。

蛋白質
←　修復身體
轉變成醣類（糖質新生）

脂質
↓
能量來源

這些功能都非常重要。唯有蛋白質脂質飲食，才能積極攝取到這些重要的營養素。

反之，醣類只是暫時性的，而且是緊急時刻的能量來源。

只有細胞內沒有線粒體的紅血球，才會迫切需要醣類。其他細胞的細胞內都有線粒體，因此醣類以外的營養素也能成為能量來源。

而且人體所需最低限度的醣類，不必從嘴巴攝取，也能從其他營養素轉變成醣類，或是藉由糖質新生製造出來。

過度攝取醣類，不但會引發糖化，還會因胰島素造成氧化。所以我認為一直維持限醣飲食也無妨，甚至限醣飲食才是健康的做法。

由此可知，蛋白質脂質飲食除了可使內臟脂肪減少，對於維持身體健康也很重要。

將內臟脂肪視為燙手山芋的各位，不妨運用蛋白質脂質飲食，有效燃燒內臟脂肪吧！

第9章

消除內臟脂肪的實用觀念

觀念改變，行為也會改變

奠定基礎「觀念」才能成功消除內臟脂肪

無論是為了減去內臟脂肪，還是為了維持身體健康，最重要的就是「觀念」，這點我在先前已經透過各種機會告訴過大家了。

在前面章節，已為大家說明過「內臟脂肪的實際成因」、「胰島素會使人發胖的機制」等，其實比起這些內容，最重要的還是觀念。

因為進行限醣飲食無法持之以恆的人不勝枚舉。

多數「想瘦下來」的人，早就明白「節制醣類才有效果」，也都有身體力行了，但是就算一時片刻進行得很順利，還是有很多人「堅持不下去」。

這是因為最基本、最基礎的「觀念」不夠扎實的關係。

現在就來為大家將重要觀念說明清楚，才能讓蛋白質脂質飲食持之以恆。為了使內臟脂肪消失，請大家一定要確定奠定重要的基礎觀念。

觀念① 不要忍耐

下定決心「我要減肥！」時，大家通常都會忍飢挨餓。過去忍耐是種美德，我想從小不管在家裡或是學校，都會一直教大家「成功需要忍耐」。

但是我認為這種「忍耐」的心態，正是失敗的元凶。

先前我也說過好幾次了，忍耐之後總有一天會出現反作用力。就算知道限醣飲食可以去除內臟脂肪，但在忍耐的反作用力下恐怕會復胖。

為了消除內臟脂肪，並且好好地維持下去，請別再忍耐了。你可以在肚子餓之前吃喝點東西，預防想大吃特吃醣類的衝動，並且思考一下哪些食物可以「積極攝取

（蛋白質及脂質）」，而不是一味「節制飲食（醣類）」，再幻想看看自己夢想的身材。

別壓抑自己的欲望，反而應該好好滿足自己的欲望。

觀念② 接納自己的情緒

「不小心吃完了」、「不自覺很想吃」，這種欲望是動物自然而然的本能，當然人類也是如此。

但是愈是具有強烈道德感且一板一眼的人，愈是會否定自己這樣的情緒，例如「我正在減肥，所以不可以出現這種想法」、「我不應該出現想吃東西的欲望」等等。這也和忍耐是同樣道理，一定會引起反作用力。所以會責備自己，自我肯定感低落，而且很容易受困於在誘惑當中。完全臣服於誘惑之後還是會繼續責備自己，使得自我肯定感愈發低落，經常會陷入惡性循環當中。

所以第一步請不要再否定自己的情緒，也不要壓抑自己的心情，完全接納它吧！「啊，我現在想這麼做」、「我一直很想吃這個」，你只需要像這樣，好好釐清這些情緒。

緊接著要好好讚揚自己，「因為自己做得很好，能夠察覺到自己的心情」，如此一來自我肯定感便會提升。

接下來在這樣的成功體驗下，下次你就能在無意識吃東西前有所察覺。從「無法察覺無意識的行為」，轉變成「得以察覺」後，光是這樣就是很大的進步。其實如此簡單的「察覺」，卻有可能改變日後的行為。

停止否定自我、責備自我，好好接納自己、與自己站在同一陣線吧！因為你才能成為你自己最強的盟友。

觀念③ 培養意志力

最近我才發現到一件事，就是意志力就和肌力一樣。

事實上我們1天通常會做出好幾百次的決定，而且每次都像肌力一樣，會消耗掉意志力。好比肌肉使用過後，肌力會暫時變弱一樣，每次做決定時，我們意志力都會逐漸下降。而且消耗掉的意志力，沒有適度休息便無法恢復。

但是有一個根本解決之道，可以讓人無須擔心意志力下降的問題，就是「一開始就不要使用意志力」。打從「對抗想吃那個東西的誘惑」開始，意志力就開始下降了。

（資料來源：《Willpower: Rediscovering the Greatest Human Strength》Roy F. Baumeister著，intershift出版）

此外目前已知，基本上，下降的意志力在休息過後就會恢復。最簡單的做法，就是深呼吸，不過1分鐘內不能呼吸超過12次，就這樣經過3分鐘後，意志力就會恢復。另外還可以瞑想、放輕鬆泡個熱水澡，這樣都能有效恢復意志力。順便提醒大家，泡澡時不能帶著防水的手機一起進浴室，請你只要腦袋一片空白就好。

還有做運動也能恢復意志力。相信大家都曾經投入熱愛的事物後，心情感到無比暢快吧。由此看來，說不定「會讓人專注到忘記時間」的電玩遊戲，也能使意志力恢復。

觀念④ 不在意誘惑

不用意志力戰勝誘惑的最佳方法，就是「別將誘惑當成誘惑」，即所謂「不戰而勝才是上上計」。

舉例來說，假設在路上發現了別人掉落的違法毒品，很少人需要去對抗要不要拿來吸食的誘惑。

同理可證，面對「與我無關」、「不感興趣」的事物，根本不必特別去消耗意志力。這正是不使用意志力的狀態。

比方說看見了充滿砂糖的甜點，自認「不會特別想吃甜點，而且吃肉比吃甜點好」的人，無須特地消耗意志力，就能輕鬆無視甜點的存在。這是因為你在腦海中已經為自己塑造好形象，認定「你不是會被甜點誘惑的人」。

覺得這種說法「狗屁不通」的人，就當自己被騙一次也好，請你試著改變你自己擁抱著的形象。當你想要擁有腦中描繪的「夢想身材」，你會怎麼做呢？你會吃下充滿砂糖的甜點嗎？

請你試著改變這種「自我的形象」。

觀念⑤ 想想該做什麼

腦中想著方才的自我形象，卻還是覺得有點想吃甜點的時候，最重要的是不要否定這樣的心情，而要好好接納。

但是難免會擔心「這樣會一直吃下去」，不過請你放心，不需要忍耐，有一個方法可以讓你無視甜點的存在。

不要停在「想吃甜點」的想法上，而要進一步思考，「我想吃甜點，我的確有這種想法。但是比起想吃甜點，我應該更想吃肉，這樣才能實現理想身材，維持內臟脂肪少的狀態」。

因為腦海一旦浮現出想法，人的注意力就無法脫離這個想法。這種現象稱之為「矛盾反彈理論」（Ironic process theory）。

這是由美國心理學家丹尼爾・韋格納（Daniel Merton Wegner）於1987年所提出的理論，也就是說，「愈是努力不要去想某件事，反而愈無法忘記這件事」。韋格納做過一個知名的實驗，稱作「白熊實驗」。在這項實驗中，他請一組人「絕對不要想到白熊」，結果這些人都無法不去想白熊。

總而言之，當你告訴自己「必須忍住不能吃甜點」，你的腦海中就已經擺脫不了甜點了。

掌管大腦設定目標的部分（網狀活化系統），並無法辨識「否定形」，因此「否定形」會消失，只剩「甜點」留在腦海裡，所以哪天遇到意志力薄弱時，就會把甜點吃下肚。

腦海裡浮現的想法，根本無法改變或停止。正因為如此，只要將腦海裡浮現的想法維持原狀，將接下來的想法做改變即可。接下來要怎麼想，我們可以自己做選擇。

腦海浮現「想吃甜點」的念頭時，就這樣完全接納，接著再用更大的欲望，想想「為了實現夢想的身材，其實更想吃肉」，然後將想吃甜點的念頭蓋過去，滿足想吃肉的欲望吧！

觀念⑥ 立定目標

經常有人在設定目標時，會希望自己「不要變胖」，或是「一定要瘦下來」。很遺憾的是，用這種方式設定目標，往往很難達成。

誠如前文提過的，「大腦不會對否定形起反應」，所以「不要〇〇」的目標會很難達成。

總而言之，在限醣飲食時愈是提醒自己「不要吃醣類」，愈容易導致失敗。因此我才會採取肯定的說詞：「蛋白質脂質飲食」。只要將注意力放在「不可以做的事情」上，就像前文提過的，反而會滿腦子想著不可以做的事情。

究竟該如何訂立目標呢？其實目標必須更具體一些，而且還要設定期限。舉一個例子來說，譬如「〇月〇日之前，體重要減到〇kg」。隨後要想像一下〇kg的自己會是什麼模樣。

順便提醒大家，將目標設定成「從現在的△kg要瘦〇kg」，通常也無法達成目標，因為你腦海中只會保留一開始的△kg，而一直維持住現在的體重。這種情形我想很多人都心有戚戚焉吧？

其他設定目標的方式，還有下述秘訣：

- 設定符合實際的目標
- 期限縮短一些

・不斷檢討計畫

無法想像「達成後的畫面」，這樣的目標終究無法達成。反之，想像得出畫面，這個目標就有可能達成。

另外期限一長的話，會不自覺地迎合拉長的時間，也就是會心生怠惰，所以請將期限「縮短一些」。

接著說到計畫的部分，很少人能按部就班順利進行，所以每次都要適時修改計畫。

順便提醒大家，請不要像「暑假作業計畫書」一樣擬定計畫。如果像「暑假作業計畫書」，很容易1天沒寫作業，明天的作業量就會增加。今天沒做的事，明天也無法完成。別讓問題愈滾愈大，應該進一步從根本檢討整個計畫。

還有當計畫進行得不順利時，完全沒必要責怪自己。我們人類本來就不知道未來會發生什麼事，計畫趕不上變化是很正常的事。只要好好接受計畫趕不上變化的事實，再配合現狀修正計畫。

觀念⑦ 想像超現實的模樣

方才提過，能夠想像得出來，就能達成目標。而且「想像得愈真實」，達成的可能性愈高。只是隨性而為的想像，是無法實現目標的。

想要減去內臟脂肪的話，請盡可能真實想像一下自己已經減去內臟脂肪，實現「夢想身材」的模樣。這種「真實的想像」，在戰勝誘惑的時候，將成為你的一臂之力。

而且超現實的想像還有另一種效果，強烈欲望以及真實的想像，會讓你更容易付諸行動。

推薦給大家最有效的做法，就是將目標寫在紙上隨身攜帶，不時拿出來檢討。每天每天都要重新檢視計畫及目標，想像一下這些計畫及目標達成後的模樣。

觀念⑧ 成為徹底的現實主義者

有項研究指出，認為「自己可以瘦下來，減肥很簡單」的人是瘦不下來的，覺得「自己可以瘦下來，但是減肥不簡單」的人才能瘦得下來。

多數會復胖的人，都是些深信「瘦下來輕而易舉」，對自己異常自信的人。總覺得減肥很簡單，於是不迴避誘惑，然後就會在意志力薄弱的時候，敗給這些誘惑。就算暴飲暴食還是深信「可以輕鬆瘦下來」，表示煞車機制已經出問題了。

其實愈是認為「減肥很簡單」人，愈容易復胖。

徹底認清現實吧。無論是不順心的事，或是不願承認的事，接受所有的一切吧！別再逃避現實，最重要的是要好好地持續面對現實。

「減肥雖然不輕鬆，但是自己一定可以一步步瘦下來」，抱持這種正向的觀念，才能擁有夢想的身材，永遠維持下去。

第10章

避免內臟脂肪增加的防疫對策

提高免疫力同時還能除去脂肪！

做不到零感染所以要強化「免疫力」

話說本書在執筆之際，正逢COVID－19新冠肺炎大流行（全世界大流行）。社會議題及政治角力留待他人評論，本書將針對「個人防疫工作」為大家詳加說明。

面對疫情大流行，一般人都知道的「個人防疫工作」，不外乎下述3項做法：

・洗手　・戴口罩　・漱口

當然這些都是有效的防疫對策，但是做得再周全，還是很多人確診。時常接觸新冠患者的醫生及護理師，都會徹底執行這三項防疫工作，卻還是會染上新冠病毒。新冠病毒已經造成好幾名徹底遵守防疫對策的醫療從業人員確診，還有人因此喪命。同樣每年在流感好發季節也都會大聲疾呼「洗手、戴口罩、漱口」這三項防疫作為，結果還是造成流行。

坦白說，無論洗再多次手，還是無法將接觸感染完全降到零，也無法24小時、365天都一直穿著類似太空服的醫療防護衣。

但是不這麼做的話，一不小心就會在某處接觸到病原體。

我曾見過有人收到宅配包裹後猛噴消毒液，但是有些事情遠比噴灑消毒液更重要，那就是「提升免疫力」。

提升免疫力，就是本書要一再提醒大家的關鍵字。前文一直介紹給大家去除內臟脂肪的方法，其實這些方法就能提升免疫力。

（１）高蛋白、限醣飲食
（２）維生素Ｂ、Ｃ、Ｅ
（３）維生素Ｄ、Ｋ
（４）礦物質（鋅、鎂、硒）

前文提過，蛋白質是修復全身上下不可或缺的營養素。蛋白質的建議攝取量請參閱２４１頁，維生素、礦物質的建議攝取量請參閱２４８頁表格。關於首次登場的硒，容後再述。

維生素B、C、E與免疫力

這三種營養素通常需要一同攝取。

得要有維生素Ｅ，水溶性維生素（Ｂ與Ｃ）才能進入到細胞膜當中。一旦維生素Ｅ不足，維生素Ｂ和Ｃ便無法完全發揮功效。

維生素Ｂ群是用來生成能量的維生素群。免疫細胞也不例外，只要Ｂ群不足，便會因能量不足導致免疫細胞無法充分運作。

另外維生素Ｃ更是與免疫力有直接關係的維生素。維生素Ｃ可促使部分免疫細胞

（巨噬細胞、淋巴球、自然殺手細胞）增殖及活化，提升免疫力。另一方面，眾所皆知當身體感到壓力很大，例如急性病毒感染時，體內的維生素C會劇減，如此一來，維生素C能防止氧化損傷的效果會下降，細胞機能就會變差。

也就是說，不管是預防感染，或是感染後防止重症化，維生素C都占有舉足輕重的地位。

事實上目前也已將維生素C點滴納入治療的一環，但是這部分的資訊尚未在日本媒體流傳，所以需要格外留意。

依據美國休士頓媒體《Click 2 Huston》的報導，聯合記念醫療中心的約瑟夫・瓦隆醫生曾提出下述報告。

「自從開始搭配可的松、高濃度維生素C點滴、抗凝血劑進行治療後，已經可以100%拯救新型流感重症肺炎患者的性命了。在我們醫院COVID－19的死亡人數為零。成效好到難以置信，但是足以肯定這項治療是有效果的。」

（資料來源：https://www.click2houston.com/health/2020/04/17/local-hospital-using-experimental-drug-treatment-in-hopes-of-saving-lives-of-covid-19-patients）

而且也曾經出現美國外科醫師在感染新冠病毒後，經施打維生素C點滴而獲得改善的案例。

里士滿時訊報電子報的報導如下，「感染新冠病毒重症入院治療的外科醫師（維吉尼亞州里士滿的血管外科醫師傑夫．布朗），在治療中加入維生素C點滴後獲得戲劇性改善並出院了」。

（資料來源：https://richmond.com/special-report/coronavirus/a-richmond-doctor-s-dramatic-story-of-covid-19-infection-hospitalization-and-survival/article_750722ad-7918-544d-bc4d-798d456033f6.html）

還有洛杉磯時報也有下述這樣的報導。

在常青健康醫療中心加護病房內，因為感染新冠病毒重症入院治療而使用人工呼吸器以及ECMO也無能為力的患者，最後合併使用高濃度維生素C點滴後獲得戲劇性改善。」

（資料來源：https://www.latimes.com/world-nation/story/2020-04-13/coworkers-save-coronavirus-doctor）

英國醫學期刊《刺胳針》便記載，「為救助COVID－19重症肺炎患者性命，也可考慮使用高濃度維生素C點滴」。

（資料來源：https://www.thelancet.com/action/showPdf?pii=S2213-2600%2820%2930127-2）

維生素Ｃ的點滴只能在醫療機構施打，不過營養補充品的攝取自己在家就能辦得到。

維生素Ｄ、Ｋ與免疫力

維生素Ｄ是與免疫有關的維生素，而且目前已知還能降低感染症的風險。此外維生素Ｄ對於呼吸道的感染症，更具有下述這些效果。

・除了降低細菌感染症的風險之外，還能降低病毒存活率及複製速度，誘發某種胜肽生成。

・讓某種會使肺部內層發炎及受損，造成肺炎或急性呼吸窘迫症候群的蛋白質減少。

更有報告顯示，欠缺維生素Ｄ時死亡率非常高。

・依據印尼公立醫院電子健康紀錄，針對因新冠病毒住院的４００名生存患者與３８０名死亡患者進行分析。

・93％的生存患者入院時血中維生素Ｄ為正常值，反觀死亡患者僅４．２％為正常值。

・95・8%的死亡患者都是維生素D量少（未滿30ng/ml）或是欠缺維生素D（未滿20ng/ml）。

・因新冠病毒導致血清維生素D濃度低時，若為欠缺維生素D（未滿20ng/ml）的狀態，死亡率甚至會高出正常值的人10・1倍。

這項報告是在告訴我們，在維生素D不足的影響下，死亡風險恐會升高。

維生素K則是在利用營養補充品攝取維生素D時必備的維生素。因為攝取維生素D後會使維生素K的消耗量增加，將引發維生素K缺乏症。

鋅與免疫力

必須要有鋅，才能使體內逾２００種以上的酵素發揮作用。DNA的合成，還有製造蛋白質、代謝醣類，都不能缺少這種礦物質。

而且大家都知道，一旦缺乏鋅，免疫力就會下降。欠缺鋅導致免疫力下降時，我們的身體將會發生下述這些變化。

・使胸腺這種的免疫細胞成熟的組織會萎縮

（胸腺是位於胸骨內側的組織）

・名為T細胞的免疫細胞會出現功能異常（變得不容易辨識攻擊對手）

其他還有樹突狀細胞以及肥大細胞這類免疫細胞的運作，也都與鋅有關係。容易欠缺，卻與堪稱免疫系統「核心」的主要部分息息相關的礦物質，非鋅莫屬。在新冠病毒大流行的時代，可說是不可或缺的礦物質。

只不過，就如我一再提醒大家的一樣，所有礦物質過度攝取將會使人中毒。礦物質並非「攝取愈多愈健康」，所以應避免過度攝取。

鎂與免疫力

鎂是體內逾700種酵素發揮作用時必需的礦物質。誠如前文所述，鎂也和能量代謝有關，因此鎂不足的話將無法製造出能量。如果免疫細胞能量短缺，這樣和免疫力低下沒什麼兩樣。

另外維生素D的重要性已在前文說明過了，鎂對於維生素D的運作也是息息相關。因此無論是吸收還有活化維生素D，都會需要鎂。

就像我一再強調的一樣，所有的礦物質過度攝取將使人中毒，請大家避免過度攝取。

硒與免疫力

接下來首次登場的礦物質硒（Selen、Se），也稱作Selenium，一般人對於這種礦物質並不像鋅或鎂這般熟悉。

硒在體內會連同維生素E及維生素C，保護身體避免氧化傷害，在礦物質中的「抗氧化力」堪稱一等一。

因此我常會告訴大家，「最佳抗氧化礦物質就是硒」。

感染症重症患者，多會受到氧化傷害，因此硒的作用至關重要。

而且在美國臨床營養學會期刊上，也有一篇論文提到，「硒可能使新冠病毒的病原性減弱」。

硒同樣在大量攝取後，會因為過度攝取而損害健康，所以必須多加留意。所有的礦物質攝取過量都會引發中毒，所以要避免過度攝取。

硒的每日建議攝取量為１００ug，最好單吃硒的營養補充品加以攝取。

提升免疫力是重要關鍵

話說，小心翼翼做好「洗手、戴口罩、漱口」這3項防疫作為，依舊會有感染的可能，不過還有其他的防疫對策可行，就是現在要提到的「提升免疫力」。提高抵抗能力，愈能預防感染，避免重症化。

飛沫感染（因咳嗽等分泌物微粒噴灑出來導致感染）只要對方戴外科口罩就能加以預防，但是接觸感染（經由手等部位接觸後，再碰觸到自己嘴巴等部位導致感染）的防疫工作卻非常困難。

例如在家中相互隔離（無症狀的家人也可能染疫）時，或是拿取東西時，必須全面做好消毒、滅菌（消滅病毒）的工作，才能完全防止接觸感染，但是要在家裡做到這些防疫工作，根本不切實際。

而且在疫情爆發的當下，治療方法通常都還沒有研究出來。至今發生過數次襲捲全世界的傳染病，卻從未見過在大流行期間就能找到「特效藥」，讓全世界出現治療曙光的例子。

人類對抗世紀大瘟疫的終點，就是「人人感染後形成抗體」。

總而言之，遲早都要感染1次。

染疫後自己能否撐得住，就得看個人的免疫力了。

目前研究發現，有糖尿病等疾病的人，染上新冠病毒也會容易重症化。

所以在疫情大流行的時代，請大家更應該參考本書消除內臟脂肪，同時好好提升免疫力。

結語

來到本書末尾的部分，我一定要提醒大家一句話，「沒必要自我反省」。

其實個性愈認真的人，愈常不斷地反省自己，說不定看完本書後，曾懊悔「這樣做原來是錯的……」、「那樣也不是很健康的行為……」、「本以為這樣做才對……」。這樣會演變成自我否定、自我感覺不良好。如此一來，恐怕會打不起精神，倒不如「做好準備挑戰新事物」。

所以根本沒必要自我反省。

相信很少人會「完全不在意自己的健康」，請好好肯定自己在過去的努力，接下來再一步步改變就好。

俗話常說「自我肯定感就像賭博的賭金」，打撲克牌時手上的錢愈少，就會不得不放棄賭局，反之手上的錢愈多，愈敢大膽挑戰。只要好好「維持」現狀，讓自我肯定感持續高漲，再勇於面對新的挑戰。

多數人只要遇到事情就會停下腳步，怨天尤人、憤恨不平並出手反擊。但以宏觀的角度來看，未來一定存在「未知的領域」與「希望」。當我們「思考的角度不同」，眼中的世界就會完全不一樣。請大家除了參閱本書內容之外，一定要去察覺這些希望與神奇的領域。本書要送給大家的最重要的寶藏，就是這種「察覺」的能力。相較於在我們前方無垠的「宏大未知」，前文提及的資訊遠不及滄海一粟。

本書執筆之際，正逢新冠疫情大流行。我們根本預想不到會發生這種事，突然世界為之一變。以前覺得理所當然的事，也因為「疫情擴散而必須中止」。今後這類的巨大變化，相信也會和其他許多變化同時發生。

在這種局勢下，我會建議大家要有堅定的意志，這也是本書祕而不宣的主題。深入理解，就能培養出堅毅自信。請大家務必探究未知的世界，好好活用這方面的力量。

最後請容我向協助過本書的所有人員，致上最深的謝意。

２０２１年５月

水野　雅登

health
H
08

1年減14公斤內臟脂肪的燃脂飲食法

用蛋白質脂質飲食重啟燃脂機制，打造怎麼吃都瘦的好體質

作　　者／水野雅登（MIZUNO MASATO）
譯　　者／蔡麗蓉
封面設計／張天薪
內文排版／關雅云
責任編輯／蕭歆儀

出　　版／境好出版事業有限公司
總 編 輯／黃文慧
主　　編／賴秉薇、蕭歆儀
行銷總監／吳孟蓉
會計行政／簡佩鈺
地　　址／10491 台北市中山區松江路 131-6 號 3 樓
粉 絲 團／https://www.facebook.com/JinghaoBOOK
電　　話／(02)2516-6892
傳　　真／(02)2516-6891

發　　行／采實文化事業股份有限公司
地　　址／10457 台北市中山區南京東路二段 95 號 9 樓
電　　話／(02)2511-9798 傳真：(02)2571-3298
電子信箱／acme@acmebook.com.tw
采實官網／www.acmebook.com.tw
法律顧問／第一國際法律事務所 余淑杏律師

定　　價／380 元
初版一刷／西元 2022 年 3 月
Printed in Taiwan

國家圖書館出版品預行編目 (CIP) 資料

1 年減 14 公斤內臟脂肪的燃脂飲食法：用蛋白質脂質飲食重啟燃脂機制，打造怎麼吃都瘦的好體質 / 水野雅登著；蔡麗蓉譯 . -- 初版 . -- 臺北市：境好出版事業有限公司出版：采實文化事業股份有限公司發行，2022.03　面；　公分 . -- (health)
ISBN 978-626-7087-18-3(平裝)
1.CST: 肥胖症 2.CST: 減重 3.CST: 健康法
415.599　　111001293